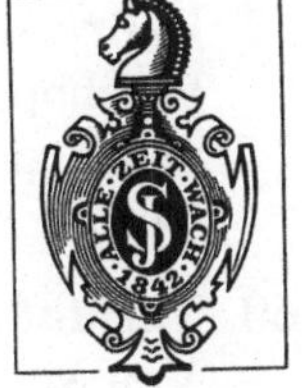

Monographien aus dem
Gesamtgebiete der Psychiatrie

54

Herausgegeben von
H. Hippius, München · W. Janzarik, Heidelberg
C. Müller, Onnens (VD)

Margot Dietzel

Die Lichttherapie der endogenen Depression

Ein Beitrag zur chronobiologischen Forschung
in der Psychiatrie

Mit 34 Abbildungen und 10 Tabellen

Springer-Verlag
Berlin Heidelberg New York
London Paris Tokyo
Hong Kong Barcelona

Doz. Dr. Margot Dietzel
Facharzt für Psychiatrie und Neurologie
Gonzagagasse 11/19
A-1010 Wien

ISBN-13:978-3-642-83483-7   e-ISBN-13:978-3-642-83482-0
DOI: 10.1007/978-3-642-83482-0

CIP-Titelaufnahme der Deutschen Bibliothek
Dietzel, Margot: Die Lichttherapie der endogenen Depression : ein Beitrag zur chronobiologischen
Forschung in der Psychiatrie / Margot Dietzel. - Berlin ; Heidelberg ; New York ; London ; Paris ; Tokyo ;
Hong Kong ; Barcelona : Springer, 1990
  (Monographien aus dem Gesamtgebiete der Psychiatrie : Bd. 54)
  ISBN-13:978-3-642-83483-7

NE: GT

Die Wiedergabe von Gebrauchsnamen, Handelsnamen, Warenbezeichnungen usw. in diesem Werk be-
rechtigt auch ohne besondere Kennzeichnung nicht zu der Annahme, daß solche Namen im Sinne der Wa-
renzeichen- und Markenschutz-Gesetzgebung als frei zu betrachten wären und daher von jedermann
benutzt werden dürften.

Produkthaftung: Für Angaben über Dosierungsanweisungen und Applikationsformen kann vom Verlag
keine Gewähr übernommen werden. Derartige Angaben müssen vom jeweiligen Anwender im Einzelfall
anhand anderer Literaturstellen auf ihre Richtigkeit überprüft werden.

2125/3130 (3011)-543210 – Gedruckt auf säurefreiem Papier

Vorwort

Die Psychiatrische Universitätsklinik Wien unter der Leitung von Herrn Prof. Dr. Peter Berner ermöglichte mir diese Arbeit durch großzügige Freistellung von Administrations- und Routinearbeiten während der Auswertung und Bearbeitung der Ergebnisse.

Meine Forschungstätigkeit konnte gefördert und ungehindert durchgeführt werden mit den Forschungsmitteln des Österreichischen Fonds zur Förderung wissenschaftlicher Forschung und durch den Jubiläumsfonds der Österreichischen Nationalbank. Außerdem wurden Forschungsgelder des Anton Dreher-Fonds des medizinischen Dekanats und des Bürgermeisterfonds der Stadt Wien sowie der Hochschulstiftung verwendet.

Ich möchte mich bei den Begutachtern, die ja anonym bleiben und mir nicht bekannt sind, auf diesem Weg für das Zustandekommen der Arbeit bedanken und hoffe jetzt schon auf Nachfolgeprojekte, um die ungelösten Fragen, insbesondere den Wirkmechanismus des Lichts betreffend, den Angriffspunkt und die nervöse Leitung und Transformation betreffend, beantworten zu können.

Eine weitere wichtige Tatsache ist, daß mein Ehemann Hans-Ullrich Dietzel mich immer unterstützt hat, um die Arbeit voranzubringen. Und meine Kinder (Markus, Lisa, Julchen und Fritzi) werden hoffentlich auch später Verständnis für die Forschungstätigkeit und die Neugier haben, die die psychiatrischen Fragestellungen und das „Licht" auf mich ausgeübt haben.

Eine wichtige Gesellschaft, die die Interessen der „Lichtforscher" tragen wird, sei hier noch extra angeführt, die alle Informationen das „Licht" betreffend, soweit eine medizinische Relevanz besteht, zusammenträgt und nach außen vertritt und daher auch weiterfolgende Fragen beantworten und diskutieren wird:

Society of Light Treatment and Biological Rhythms, Inc.
722 West 168th Street, Box 50, New York, NY 10032

Der Gesellschaft gehört die Zeitschrift: Bulletin of the Society for Light Treatment and Biological Rhythms. Editor Michael Terman Ph.P.; Managing Editor: Metthau Link; Editorial Board Chairman: I. Eastman Ph. and Alfred I. Lewy, MD Ph.D., Norman E. Rosenthal, MD, Anna Wirz-Justice, Ph.D.

Diesen Mitgliedern darf ich für den herzlichen und positiven wissenschaftlichen Meinungsaustausch und die gute Zusammenarbeit danken.

Wien, im Mai 90   Margot Dietzel

Inhaltsverzeichnis

VIII

1 Einleitung

Virey wies in seiner medizinischen Doktorarbeit vor 170 Jahren darauf hin, daß
biologische Rhythmen auf allen Ebenen des Organismus in ihrem geordneten
zyklischen Ablauf die Voraussetzung für das körperliche und psychische Wohlbefinden sind (Virey 1814). Er schreibt:

"Telle est donc la variation de notre état naturel pendant la période diurne.
En assujétissant nos organes à une révolution perpétuelle et nécessaire, elle fait
diversement osciller le sang et nos autres fluides, agite toutes nos parties soli-
des, produit des fluctuations, des frottements, des broiements particuliers dans
les viscères intestinaux, le tissu cellulaire, le système nerveux, etc.; fait rouler
ainsi les ages ou le cercle de la vie. De là vient la nécessité de se réparer con-
tinuellement, puisque ce mouvement nous détruit, nous consume sans cesse; de
là le renouvellement de la scène de l'univers par cette éternelle succession des
êtres qui s'accroissent, engendrent et meurent .....

..... en effet, cette rotation succesive de nos fonctions chaque jour, de la veille
du sommeil, de la réparation nourricière, des excrétions et sécrétions, n'établit-
elle pas une périodicité habituelle et comme innée dans tout le jeu de nos organes?
N'ést-ce pas comme un système de rouages engrenés l'un dans l'autre, une sorte
d'horloge vivante, montée par la nature, entrainée par le mouvement rapide du
soleil et de notre sphère?"

2 Der chronobiologische Forschungsansatz

Leben ist ohne den Begriff der Zeit nicht denkbar. Will man die physiologische Seite der Zeit in ihren Erscheinungen erfassen, müssen die zeitbedingten Prozesse und die Signale, die die Zeit in bestimmte Abschnitte zergliedern, charakterisiert werden. Physiologische periodische Veränderungen werden den meisten Menschen erst bewußt, wenn Störungen in diesen Rhythmen auftreten, beispielsweise im Rhythmus der Herztätigkeit und der Atemfrequenz oder auch Veränderungen im Schlaf-Wach-Rhythmus (Lemmer 1983). Da auch Umweltveränderungen zyklisch ablaufen (jahreszeitliche, monatliche Zyklen, Tag-Nacht-Zyklus), ist es nicht erstaunlich, daß eine Reihe von physiologischen Veränderungen im Organismus diese zeitlichen Beziehungen wiederholen.

Insgesamt können die rhythmischen Veränderungen als Ausdruck der periodischen Organisation des Organismus angesehen werden, die von der subzellulären und zellulären Ebene bis hin zu komplexen periodischen Regulationsmechanismen des Gesamtorganismus beobachtbar sind. Virey gebraucht sogar schon den Ausdruck „lebende Uhr (l'horloge vivante), die von der Natur erbaut und durch die schnellen Bewegungen der Sonne und unserer Umwelt gesteuert wird", um den Motor der Rhythmen zu charakterisieren. Die Existenz einer solchen „biologischen Uhr" für den Menschen konnte jedoch erst fast 150 Jahre später nachgewiesen werden (Aschoff u. Wever 1962; Aschoff 1965).

Periodische Veränderungen sind in physiologischen Prozessen lange bekannt, jedoch erst in den letzten Jahren hat ein neuer Zweig der Wissenschaft, die Chronobiologie, zur wissenschaftlichen Methode kristallisiert, was bisher an Beobachtungen rhythmischer Phänomene gesammelt wurde und sich bemüht, das Phänomen Zeit zu analysieren.

Eine physiologische Maßeinheit der Zeit, die in vielen Fällen sicher, in anderen wahrscheinlich durch Oszillationen mit einer Periode von ca. 24 h hervorgebracht wird (Bünning 1973), wird häufig als ein „endogener diurnaler Rhythmus" oder, zurückgehend auf einen Vorschlag von Halberg (1959, 1960) als „zirkadianer" (circa = etwa; dies = Tag) Rhythmus bezeichnet. Charakterisieren läßt sich ein Rhythmus durch die Periodendauer, die bei zirkadianen Rhythmen etwa 24 h beträgt, durch die Größe der Amplitude um einen 24-h-Mittelwert (Mesor) und durch die zeitliche Lage von Maximum (Akrophase) und Minimum (Bathyphase) des Rhythmus.

Offensichtlich ist der 24-h-Rhythmus in der Erdrotation ein ganz wesentlicher Synchronisator bzw. Zeitgeber für die verschiedensten physiologischen Funktionen der Lebewesen. Inwieweit einzelne mit einem Tagesrhythmus ablaufende Phänomene bzw. physiologische Funktionen unmittelbar von Einflüssen der Umwelt abhängig sind, oder inwieweit endogene (umweltabhängige) Rhythmen vorliegen, muß im Einzelfall im Experiment unter Ausschluß aller bekannten äußeren Synchronisationsfaktoren wie der Wechsel zwischen Tag und Nacht, soziale Kontakte etc. entschieden werden (Aschoff 1960). In Isolierkammern konnte nachgewiesen werden, daß eine Reihe von „freilaufenden Rhythmen", die von einer inneren Uhr bestimmt werden, existieren (Aschoff 1970, Wever 1979).

2.1 Historische Sicht

Die frühesten ungeschriebenen „Kalender" waren untrennbar verbunden mit dem Wissen um Wachsen und Reifen der Vegetation und der Fauna, lange bevor die Sonne selbst systematisch beobachtet worden war. So sicher, wie die Nacht dem Tage folgt – der Rhythmus der Sonne, Tag und Nacht geben den Takt, in dem sich die Dinge bewegen. Tiere und Pflanzen fügen sich in die unablässig folgenden Jahreszeiten ein. Der Rhythmus der Sonne auf dieser Erde hilft den Kreaturen, jahreszeitliche Änderungen vorauszusehen und sich darauf vorzubereiten. Das Kürzerwerden der Tage ist oft der Auslöser für Serien interner und externer Reaktionen: allen Lebewesen wohnt ein interner Rhythmus inne (Hendricks 1981).

1928 beschrieb J.B.S. Haldane, daß ultraviolettes Licht auf eine Mischung von Wasser, Kohlendioxid und Ammonium in prähistorischer Zeit auf die Erde eingewirkt haben muß und daraus eine Reihe organischer Substanzen entstand, einschließlich Zucker, und offensichtlich auch einige der Materialien, aus denen Proteine bestehen. Vor dem Ursprung des Lebens müssen sich diese angehäuft haben, bis die „primitiven Ozeane" die Konsistenz einer „heißen flüssigen Suppe" erreicht haben.

Louis Pasteur bewies mit einer Reihe epoche-machender Experimente, daß lebende Organismen nicht aus leblosem Material entstanden sein können (Ponnamperuma 1981). Die chemische Evolution als eine ernstzunehmende wissenschaftliche Theorie feierte einen Triumph der Ratio über den Mystizismus: Die Rohmaterialien, die das chemische Gebäude bauen, sind Produkte der Sternevolution, sowohl unserer Sonne als auch früherer Sternengenerationen. Die verschiedenen Elemente, die das Sonnensystem ausmachen, finden sich auch in den Lebewesen: Sauerstoff, Wasserstoff, Kohlenstoff und Nitrogen, mit der Ausnahme von Helium, das vor allem ein Element der Sonne ist.

Das Leben bzw. dessen früheste Spuren entlang der Eisbedeckung Grönlands, die etwa vor 3,8 Billionen Jahren zu datieren sind, stellte sich in der sorgfältigen wissenschaftlichen Laboranalyse als photosynthetisch bedingtes heraus: So weit wir in der wissenschaftlichen Untersuchung mit Hilfe von fossilen Spuren gehen können, so weit scheint Leben sich vor allem und hauptsächlich abhängig von der Sonne entwickelt zu haben (Carola 1981).

Formales wissenschaftliches Erkennen von biologischen Rhythmen kam zunächst aus der Feststellung von Pflanzenbewegung, wobei seit langem bekannt ist, daß Pflanzen die Ausrichtung ihrer Blätter von Tag und Nacht abhängig ändern.

Aufzeichnungen gehen bis auf Alexander den Großen zurück, der im 4. Jh. vor Christus die täglichen Bewegungen von Blüten und Pflanzenblättern beschrieb. Androsthenes beschrieb den Tamarindbaum (Tamarindus indicus), der die erste damals verfügbare laxativ wirkende Frucht lieferte und der seine Blätter während des Tages öffnete und in der Nacht schloß (Bretzl 1903). Allerdings enthalten diese frühen Schriften keinerlei Hinweise darauf, daß dieser Tagesrhythmus auf etwas anderem als passiven Antworten auf die zyklische Umgebung basieren könnte.

Ein biologischer Rhythmus ist eine direkte Konsequenz der periodischen Umgebung. Das bewies erstmals Jean Jaques d'Ortous de Mairan, ein französischer Astronom, der Pflanzen (wahrscheinlich Mimosa pudica) in kontinuierliche Dunkelheit stellte und dort den beibehaltenen täglich fortgesetzten Wechsel der Blätterorientierung beschrieb (d'Ortous de Mairan 1729).

So wurde erstmals die Persistenz eines zirkadianen Rhythmus in Abwesenheit von Umgebungszeitgebern gezeigt.

Duhamel Du Monceau konnte dieses Experiment replizieren und Zinn noch im selben Jahr zeigen (Zinn 1759), daß die Bewegungsänderung der Pflanzenblätter nicht von der Umgebungstemperatur abhängig war (Duhamel du Monceau 1759).

1832 beschrieb Augustin de Candolle, daß die täglichen Blattbewegungen der Mimosa pudica nicht nur in der konstanten Dunkelheit persistierten, sondern daß die Blätter sich täglich um 1–2 h rascher öffneten und eine Periodizität von 22–23 h bestehen blieb.

Der erste „Freilaufrhythmus" – unabhängig vom 24-h-Licht-Dunkel-Zyklus mit eigener endogener Periode – war beschrieben.

Charles Darwin und sein Sohn Francis formulierten den Gedanken, daß die tägliche Periodizität der Pflanzenbewegung inhärenter Besitz der Pflanzen sei.

Der konzeptionelle Fortschritt dieser Experimente war, daß erkannt wurde, daß zirkadiane Rhythmen der Output eines Systems sind, dessen hauptsächliche Funktion es ist, die Zeit zu messen.

Die moderne Rhythmusforschung wurde damit initiiert, ein weites Experimentierfeld eröffnete sich.

August Forel zeigte sehr elegant in seinem Experiment mit Bienen, daß diese unabhängig vom Hell-Dunkel-Wechsel imstande waren, zur gleichen Zeit zur erwarteten Nahrungsquelle zurückzukehren, und somit eine Art Zeitgedächtnis besitzen dürften (Forel 1910).

Erwin Bünning zeigte in seinen Experimenten mit Pflanzen und Insekten, daß sowohl eine zirkadiane Rhythmizität den Lebewesen eigen war als auch die Möglichkeit, Änderungen der Tageslänge mit adaptiven Vorteilen für den Organismus zu verarbeiten. Der Begriff der biologischen Uhr und der Photoperiode wurde geprägt (Bünning 1935).

In den 50er Jahren überzeugte Colin Pittendrigh die Biologen-Fachwelt von der Bedeutung zirkadianer Uhren durch Untersuchungen an der Fruchtfliege

(Drosophila): Obwohl sich die meisten metabolischen Prozesse mit steigender Körpertemperatur beschleunigen, gilt dies nicht für die Periodik der zirkadianen Uhren. Pittendrigh zeigte, daß die innere Uhr temperaturkompensiert ist, eine essentielle Voraussetzung, um die biologische Uhr als valides Zeitmeßsystem in Gang zu halten (Pittendrigh 1954).

Kramer (1952) zeigt, daß Zugvögel die Sonne als Kompaß nützen konnten und die wechselnde Sonnenposition durch die innere Uhr kompensierbar ist.

Den endogenen Ursprung der zirkadianen Aktivität (in der Ratte) und die Synchronisation vom Licht-Dunkel-Zyklus charakterisierte Curt Richter ausführlich (Richter 1922). Aschoff u. Wever (1962) schließlich enthüllten in ihren Experimenten die spontane Freilaufperiode, die z.B. den menschlichen Ruhe-Aktivitäts-Zyklus ohne äußere Zeitgeber mit ca. 25 h festlegte.

Anatomische und physiologische Erkenntnisse folgten: der vordere Hypothalamus sei wichtig für die Schlafregulation (von Economo 1929), ein „Schlafzentrum" in der suprachiasmatisch-präoptischen Region wurde beschrieben (Nauta 1946) sowie der anterior-ventrale Hypothalamus und der suprachiasmatische Nukleus als mögliche zirkadiane Zeitgeber diskutiert (Richter 1965; Moore u. Eichler 1972; Stephan u. Zucker 1972).

Wir wissen heute, daß das zirkadiane System in Säugetieren aus mehr als einem möglicherweise unabhängigen Oszillator besteht (Moore-Ede et al. 1982).

Aus den verschiedenen wichtigen Aufgaben des biologischen zirkadianen Zeiterfassungssystems erklären sich die Implikationen für die menschliche Gesundheit. Z.B. zeigen viele Medikamente einen zirkadianen Rhythmus in Toxizität und therapeutischen Effekten (Halberg 1960; Reinberg 1967; Moore-Ede 1973): diese zirkadianen Rhythmen können manipuliert werden, um die größtmögliche Effektivität und geringste Toxizität für die Karzinomchemotherapie und viele andere Therapieformen zu erarbeiten.

2.2 Kulturelle Aspekte

1965 erschien die Schlagzeile in interessierten Zeitungen. Geheimnis von Stonehenge – dem alten Kultzentrum der Kelten – gelüftet! Gerald S. Hawkins' Beobachtung scheint in der Tat ein wichtiger Schritt zur Erklärung zu sein: er stellte fest, daß der Stein, 250 Fuß von der Mitte der drei großen Arkaden entfernt, der Markierungspunkt ist, an dem die Sonne aufgeht, wenn der längste Sonnentag des Jahres beginnt. Allerdings erscheint die Sonne heute, auf Grund der allmählichen Kippung der Erdachse (Ekliptik) nicht mehr exakt dort, wie zu den Ursprungszeiten von Stonehenge.

Dieser wichtige Teil der Erklärung weist auf die Bedeutung von Stonehenge als ein Symbol astronomischer Beobachtungen, die im Zusammenhang mit systematischen Sonnenbeobachtungen gemacht worden war, hin.

Die Sonne wurde systematisch beobachtet, Änderungen der Sonne wurden mit dem Rhythmus des Mondes in Zusammenhang gebracht, obwohl die Mondmonate nicht exakt ins Sonnenjahr paßten. Durch genaue Aufzeichnung der verschiedenen Punkte am Horizont, die von der Sonne im Sonnenaufgang und Untergang berührt wurden, waren die antiken Sonnenforscher in die Lage versetzt, einen genauen Sonnenkalender mit einer Genauigkeit bis auf 4–5 Tage zu erstellen. Dies wiederum erlaubte genaue Angaben der Sähzeiten, die wiederum das Risiko einer Fehlernte verringerten und eine Überlebensmöglichkeit garantierten, vor allem in Gegenden, wo die warme Periode kurz und Regen knapp war.

Antike Riten verknüpften Tod und Sonne. In Großbritannien wurde der Mitt-Winter ein Symbol des Todes, die Sonnenbewegung ein Verknüpfungspunkt für Trauerzeremonien.

In der Mayakultur, zu Stein geworden z.B. in Monte Alban, markiert ein vertikal aufgerichteter Stein genau Mittag, wenn im Zenith ein schattenfreier Zeitpunkt den „schattenlosen Tag" bezeichnet, und damit den Beginn des Landwirtschaftsjahres signalisiert, den Beginn der lebensspendenden Regensaison.

Die antiken Griechen prägten für das Sonnenlicht den Begriff Feuer in ihrem klassischen Quartett der vier Grundelemente: Erde, Luft, Feuer und Wasser.

Primitive bezeichneten die Sonne als Vater, die Erde als Mutter. Die Angst vor Dunkelheit hat möglicherweise zur Benützung des Feuers beigetragen, das wiederum rasch zu rituellen Aspekten beitrug, z.B. bis heute das symbolische Entzünden der olympischen Fackel anläßlich der Olympiade.

Wir beschreiben eine freundliche Person als ein sonniges Wesen, verbinden Trauer mit einem „schwarzen Tag". Weihnachtsbäume bezeichnen gleich einem Signal das Ende der tiefen Winterdunkelheit. Ludwig der XIV., der letzte absolute Monarch, beanspruchte für sich den Titel Sonnenkönig: Le Roi Soleil.

Andere Symbole werden griffig am Beispiel des Synonyms Licht für Christus: Licht gegen die Söhne der Finsternis zeigt die Bedeutung der Metapher Licht für eine christliche kulturelle Entwicklung.

Die industrielle Revolution machte den Schatten wohlfeil und die Sonne teuer. Die frühen Menschen fühlten, daß Sonne Gesundheit bringt, aber erst in letzter Zeit konnte die Wissenschaft diese Beobachtung bestätigen. Sonnenlicht ist für den Kalziummetabolismus essentiell – ein Prozeß, der Knochen und Zähne über Vermittlung von Vitamin D aufbaut. Mit Hilfe des Parathyroideahormons Kalzitonin wird Kalzium in die Knochenzellen synthetisiert. Dunkelhäutige Emigranten, die in sonnenarme Gebiete zogen (Inder, Pakistani) sowie Industriearbeiter in London waren von der „Englischen Krankheit", der Rachitis, am stärksten betroffen, weil die sonnenvermittelte Synthese von Vitamin D behindert war. „Sonnenschein aus der Flasche" wurde die Therapie mit Lebertran zu diesen Zeiten genannt.

Wurtmann (1975) bewies mit seinen Experimenten an Arbeitern in Unterseebooten, daß nach 7 Wochen unter Innenbeleuchtung (elektrische Lichtquellen) nur noch 40% des für den Knochenbau erforderlichen Kalziumgehalts absorbiert wurden. Exposition von Sonnenlicht oder künstliches UV-Licht konnte diesen Defekt korrigieren. Ultraviolettes Licht wirkt bakterizid, eine Arthritis bessert sich in der Sonne, wobei der Wärmeeffekt nicht die vollständige Erklärung ist. Psoriasisbehandlung, Frühgeburtsbehandlung zum Abbau von Bilirubin, Herpes und die Schwarz-Lungen-Erkrankung stellen weitere wichtige Indikationen für Licht dar.

Allerdings kommt Licht auch als wichtiger pathogenetischer Faktor von Karzinomen in Frage, z.B. von 300000 neuen Karzinomfällen jährlich, wobei die weiße australische Bevölkerung die höchste Inzidenz von Hautkrebs hat.

Viele fühlen sich wohler an schönen Tagen als an verhangenen. Wir fühlen uns einsam im Dunkeln, und Panik bricht aus, wenn unerwartet die Lichter ausgehen.

Wenn der Mittsommertag im Juni den Schweden 20 ununterbrochene Tageslichtstunden bringt, feiert das ganze Land.

Dr. J.T. Shurley (Univ. Oklahoma) berichtet über Ölarbeiter in der Antarktis, daß wochenlanges Abgeschnittensein von der Sonne eine depressive und ängstliche Grundhaltung bewirkt. Schwere Schlafstörungen treten bei Winterarbeitern auf, das tiefe Schlafstadium verschwindet. Statistisch nehmen in Tromsø (Norwegen) in den zwei sonnenlosen Monaten die psychischen und physischen Erkrankungen zu, Aggressionsdelikte und Suizide steigen, ebenso der Medikamentenmißbrauch, der Alkoholmißbrauch, sowie die Verkaufszahlen für Spirituosen (Kiester 1981).

2.3 Die medizinischen und biologischen Effekte von Licht

Licht in einer weiten Definition wurde schon über die Jahrhunderte von Wissenschaft und Pseudowissenschaft untersucht, mit guten, wichtigen medizinischen Erkenntnissen und viel Scharlatanerie. Die Wissenschaft, die die molekulare Basis für die Wirkungsweise von Licht auf biologische Systeme erforscht (einschließlich des Menschen), ist mindestens 80 Jahre alt.

Allerdings wurden entscheidende Fortschritte in der molekularen Photobiologie erst in den letzten 30 Jahren erzielt, gleichzeitig mit weiteren Erkenntnissen in der Molekularbiologie, Phototechnologie und Spektroskopie. Daraus resultieren Kooperationen von Biochemikern, Biologen und klinisch tätigen Ärzten mit Wissenschaftlern aus der Physik, wie Photochemikern, Spektroskopen und Laserphysikern.

Nach dem Zweiten Weltkrieg brachte das Interesse für ionisierende Strahlen Physiker und Biologen zusammen. US-Laboratorien (Oak-Ridge, Brookhaven, Lawrence, Livermore und Argonne) beeinflußten nachhaltig die Forschung des gesamten wissenschaftlichen Feldes (Nuklearmedizin, Flow-Zytometrie, DNA-Reparatur, Photosynthese). Eine Renaissance des *Comité Internationale de la Lumiére* unter dem Namen *Association Internationale de Photobiologie (AIP)* führte zu jährlichen Treffen mit dem Schwerpunkt technischer Diskussionen – das erste Symposium fand 1954 statt. AIP vereinigt Physiker, Chemiker, Biologen, Kliniker, Psychologen und Beleuchtungsspezialisten.

Eine weitere wichtige amerikanische Gesellschaft wurde 1972 gegründet, die ASP = American Society for Photobiology, die das erste Journal in diesem Feld publiziert mit dem Namen: Photochemie und Photobiologie (Lamola 1985).

Die erste medizinische und biologische Konferenz über das Thema Licht fand in der New York Academy of Sciences statt und wurde von Richard J. Wurtmann organisiert (Wurtmann et al. 1985).

Wurtmann faßt den Wissensstand eingangs folgendermaßen zusammen: Direkte Effekte von Licht müssen von indirekten getrennt werden.

Erythembildung, Beeinflussung der Pigmentation, Aufbau der Epidermisdicke, Vitamin-D-Synthese, Beeinflussung der Aminosäurenkonzentration im Blut und des Immunsystems.

Direkte physiologische Effekte sind: Erythembildung, Beeinflussung der Pigmentation, Aufbau der Epidermisdicke, Vitamin-D-Synthese, Beeinflussung der Aminosäurenkonzentration im Blut und des Immunsystems.

Direkte pathologische Effekte sind: Photosensibilisierung (porphyrinhaltige Medikamente, Toxinbildung, Augenschäden, Karzinogenese).

Direkte therapeutische Effekte sind: Hyperbilirubinämie, Rickettsien, Interaktionen von Licht und Medikament (Psoriasis, Leukämie) (Wurtmann 1975; Holick 1985; Thorington 1985; Mc Donagh 1985; Morison 1985; Sliney 1985; Kornhauser et al. 1985).

Indirekte physiologische Lichteffekte: Sehen, Synchronisation von Rhythmen, Beeinflussung der Reproduktion und Fertilität, Synchronisation und Suppression der Melatoninsynthese.

Indirekte pathologische Effekte: sind noch kaum charakterisiert, lediglich vage formuliert kann über medizinische und Verhaltenseffekte spekuliert werden.

Therapeutisch indirekt wirksam ist Licht in der Depression und in der saisonalen affektiven Erkrankung (SAD = Seasonal Affective Disorder) sowie in der Behandlung des Jet-lag (Moore u. Card 1985; Terman u. Terman 1985; Dark u. Zucker 1985; Hastings et al. 1985; Waldhauser et al. 1984; Reiter 1985; Liebermann et al. 1985; Lewy et al. 1985; Rosenthal et al. 1985; Kripke 1985).

Allmählich entsteht auch im Industriebau ein Bewußtsein dafür, daß die Beleuchtungstechnik nicht nur eine Frage der Energiepolitik, sondern eine gesundheitspolitische ist: z.B. konnte durch Steigerung der Beleuchtungsqualität ein Absinken der Unfallquote in einer Maschinenfabrik erzielt und nachgewiesen werden (Unfallquote in Prozent: bei 200 Lux: 1954 2,0%, 1957: 1,0% bei 200 Lux; 1958 bei 550 Lux: 0,7%, gleichbleibend in den folgenden Jahren bei 550 Lux) (Anonymus: Betriebstechnik 1986).

Die Medizin wird in der Zukunft verpflichtet sein, sich mit fortschreitendem Wissen zu Fragen der Arbeitsplatzbeleuchtung bei Arbeitsplätzen in Innenräumen zu äußern (Wurtman et al. 1985).

2.4 Therapieformen der chronobiologischen Sichtweise

Die periodische Tag-Nacht-Umgebung bestimmt, wann biologische Antworten auf Reize sinnvoll sind und physiologische Vorgänge sowie physiologisches Verhalten in den zeitlichen Ablauf passen (Grodins 1963).

Das Ziel der Physiologie ist die Regulation, das zeitlich präzise Antworten auf Reize. Schlafen und Wachen, Essen und Trinken, Thermoregulation, Endokrinum, Harnproduktion, Fertilität, alles zusammen sind Funktionen eines präzisen Tagesganges.

Selbstverständlich sind rhythmische Abläufe wie Atmung, Herzschlag, retikuloendotheliales System wichtig, sollen jedoch hier nicht ausführlich besprochen werden.

Der Tagesgang, die zirkadiane Zeitkontrolle, kontrolliert nicht nur die Basisschwelle der Physiologie, sondern nimmt Einfluß auf die Ansprechbarkeit des Systems zu bestimmten Tageszeiten. Dynamische Antworten, die als Reaktion auf verschiedene Umweltsituationen notwendig sind, sind ihr Ziel (Moore-Ede et al. 1982).

Biologische Rhythmen bedingen auch verschiedene andere Konsequenzen, d.h. Zeiten besserer und schlechterer Voraussetzungen für mögliche Störungen:

Als Cannon 1929 sein Konzept der Homöostase vorlegte, unterstrich er, daß auch die Variablen, die in sehr engen Grenzen reguliert sind, oszillieren. Er definierte die Homöostase als einen Prozeß, der die physiologischen Variablen innerhalb bestimmter Grenzen reguliert, die Variablen aber zwischen diesen Grenzen oszillieren, ja sogar die Grenzen selbst ändern sich als Antwort auf eine bestimmte Anforderung.

Implikationen für den Diagnoseprozeß: Jedes Laborergebnis muß in Abhängigkeit der Tageszeit, zu der die Probe entnommen worden ist, interpretiert werden (Conroy u. Mills 1970), wobei die Variationsbreite bei 5% liegen kann, oder aber bei 500%.

Klinisch-praktische Anwendung findet diese Sichtweise bei der Beurteilung der Plasma-Kortisol-Konzentration, die die Diagnose eines Morbus Addison oder Morbus Cushing erst ermöglicht.

Empfindlichkeitsschwankungen gegenüber Traumen und Toxinen: Verschiedenartige, tageszeitabhängige Empfindlichkeiten gegenüber äußeren Noxen wie bakteriellen Toxinen (Halberg 1960), Hörtraumen (Reinberg 1967) und Überlebensraten bei Zytostatikaapplikationen (Cardoso et al. 1970) sind bekannt. Die kontinuierliche Zytostatikaapplikation erweist sich immer deutlicher der zirkadian variierten in Verträglichkeit und Überlebenszeit unterlegen (Scheving et al. 1977).

Darüber hinaus sind Sensitivitätsrhythmen nicht nur bei chemischen Agenzien, sondern auch bei physikalischen, z.B. der tageszeitabhängigen Verträglichkeit von Strahlen in der Karzinomtherapie, gesichert beschrieben (Haus et al. 1974).

Medikamentenverträglichkeit: Digitalis- und Beta-Rezeptorenblocker wirken tagsüber stärker, Barbiturate und Amphetamine jedoch nachts (Davis 1962; Marter u. Halberg 1961; Reinberg 1967). Ein übliches Analgetikum wirkt auf die Schmerzschwelle am Morgen oder Mittag hochsignifikant stärker als in der Nacht. Auch der Plazeboeffekt und die protopathische Schmerzschwelle ist in der Nacht erheblich vermindert. Eine Lokalanästhesie wirkt gegen 14.00 bis 15.00 Uhr länger als zu anderen Behandlungsterminen (Pöllmann 1985). Anästhetika, wie z.B. Halothan und Analeptika, zeigen erhebliche tageszeitliche Schwankungen in Effektivität und Toxizität (Munson et al. 1970).

Alkohol: Dieser wird z.B. erheblich schlechter am Morgen toleriert als am Abend. Vielleicht kommt aus dieser Sicht dem harten Diagnosekriterium der Alkoholkrankheit nochmals mehr Bedeutung zu, weil die hohe morgendliche Toxizität von Alkohol den Erkrankungsverlauf erheblich verschlechtern kann (Reinberg1967).

Hypoxie: Um ca. 3.00 Uhr wird eine Hypoxie bei weitem am besten vertragen (50% mehr Resistenz als um 15.00 Uhr nachmittags). Das heißt, Giftkonzentrationen, die tageszeitlich verschieden auftreten, müssen verschieden interpretiert werden (Hildebrand 1984).

Erkrankungsmaxima und -minima im tageszeitlichen Verlauf: Periodische Häufigkeiten von Konvulsionen treten z.B. vor allem bei Aktivitätsbeginn auf, besonders wenn dann die Akrophase der Körpertemperatur erreicht ist. Allergische Erkrankungsschübe häufen sich, wenn der Tagesgang von Kortisol ein Minimum erreicht und gleichzeitig Kalium die niedrigsten Tageswerte zeigt (Erte et al. 1964; Halberg et al. 1958; Hildebrand 1984). Die maximale respiratorische Konstriktion im Asthma bronchiale tritt um ca. 6.00 Uhr auf (Hetze u. Clark 1979). Antihistaminika erweisen sich dagegen am wirksamsten, wenn sie um 23.00 Uhr verabreicht werden (Reinberg et al. 1965).

Die maximale Ausbeute eines Medikaments bzw. die geringste Nebenwirkungsrate ist abhängig von der Tageszeit. Die 3mal-1-Dosierung wird sicher in Zukunft chronobiologisch formulierten Applikationszeitempfehlungen weichen müssen. Diese Zeitempfehlungen müssen noch in zukünftigen Studien erarbeitet werden. Darüber hinaus gibt es eine Reihe von Stoffen und Medikamenten, die den Tagesgang beeinflussen und die Periodizität verändern können (z.B. Theophylline, Koffeine, Äthanol, Lithium etc.): der Leitsatz: *Leben ist niemals einfach* mag hier unterstrichen werden (Mayer u. Scherer 1975; Enright 1971).

Bei Erkrankungen, die durch Zeitkonflikte hervorgerufen wurden (z.B. Schichtarbeit, Jet-lag etc.) muß künftig unbedingt die Empfehlung ausgesprochen werden, nicht nur von der Summe der geleisteten Arbeit auszugehen, wie es bisher geschieht, sondern diese Arbeit muß in Relation zur Tageszeit gesetzt und daraus der Arbeitsplan erstellt werden, um voraussehbare Zwischenfälle, die durch biologisch begründbare Aufmerksamkeitsschwankungen zustandekommen, zu vermeiden.

Erkrankungen des inneren Zeit-Erhaltungssystems: Spezifische Erkrankungen des zirkadianen Zeitsystems wurden bereits identifiziert und können unter diesem Gesichtspunkt klassifiziert werden. Bisher wissen wir, daß die bekannten Erkrankungen des zirkadianen Zeitsystems mit dem Schlaf-Wach-Zyklus zu tun haben. Die Begründung ist einfach: Wir sind uns subjektiv der meisten rhythmischen Funktionen wie z.B. Hormonkonzentrationen oder Körpertemperatur nicht bewußt. Das heißt, noch mehr Rhythmuserkrankungen werden in Zukunft entdeckt werden.

Störungen des Schlaf-Wach-Zyklus sind jedoch leicht erkennbar und Leistungsbeeinträchtigungen durch Schläfrigkeit am Tag sozial sehr störend.

Die Diagnosestellung ist mit Hilfe eines Schlaftagebuchs, in dem Einschlaf- und Aufwachzeiten auch für kurze „Nickerchen" festgehalten werden, zu bewerkstelligen, daran schließt sich zur genaueren Untersuchung die polysomnographische Beurteilung an.

Die Klassifikation kann nun nach Erkrankungen der Zeitgebertransduktion, der Impulsgeberfunktion, der internen Kopplungsmechanismen etc. eingeteilt werden, allerdings sind diese pathogenetischen Mechanismen bislang weitgehend ungeklärt.

Daher wird eine Einteilung auf der Beobachtungsebene sinnvoll sein: deshalb wird von Phasenerkrankungen, Periodenerkrankungen und Amplitudenerkrankungen, in Abhängigkeit von den meist beeinträchtigten Faktoren im regelmäßigen 24-h-Tag-Nacht-Bezugssystem, gesprochen.

2.4.1 Phasenerkrankungen: Schlafphasenverspätungsinsomnie

Erstmals haben 1981 mit dem Terminus DSPI (delayed sleep phase insomnia) Czeisler und Weitzmann eine Störung, bestehend aus erheblichen Problemen, abends einzuschlafen und entsprechend am Morgen aufzuwachen, beschrieben (Czeisler et al. 1981; Weitzman et al. 1981). Diese Patienten dürften sich am extremen Ende des „Abendtyp"-Konzepts nach Hildebrandt befinden, und es handelt sich dabei zweifellos um die häufigste Form der Schlaflosigkeit. 1979 berichtete Bixler in seiner Studie von 23,4% Zuspät-Schlaf-Betroffenen (DSPI) in der Allgemeinbevölkerung (Bixler et al. 1979).

Der Ausdruck Insomnie ist eigentlich unkorrekt, weil es sich eher um das Problem, um die sozial gewünschte Zeit zu schlafen, handelt. Medikamente der Benzodiazepinreihe oder Barbiturate erweisen sich im Langzeitmanagement dieser Erkrankung nicht als zielführend. Medikamente, die die Phase des zirkadianen Zeitgebers umstellen können, wären eines Tages notwendig.

Eine Phasennachverschiebung (Czeisler et al. 1981) ist hier die Therapie der Wahl. Um 3.00 Uhr, wenn es für den Patienten keine Schwierigkeiten bedeutet, einzuschlafen, wird mit der Therapie begonnen, und täglich wird die Schlafenszeit um 3 h nach hinten verschoben (6.00, 9.00 Uhr etc.), bis die sozial erwünschte Schlafenszeit (21.00 Uhr) erreicht wird. Durch diese chronotherapeutische Maßnahme kann eine Stabilisierung zum 24-h-Tag erreicht und die Einschlafproblematik behoben werden.

2.4.2 Phasenerkrankungen in der Psychiatrie

Zirkadiane Phasenerkrankungen mögen zur Entstehung psychiatrischer Störungen beitragen. Erstens können experimentell veränderte Phasensprünge des Schlaf-Wach-Zyklus beim Menschen zu Symptomen führen, die von emotionalen und psychosomatischen Störungen (Taub u. Berger 1974) bis zu depressiven Reaktionen und Feindseligkeit (Rockwell et al. 1976) reichen. Zweitens berichten Wehr et al. (1979), daß eine akute 6-h-Phasenvorverschiebung des Schlaf-Wach-Zyklus vorübergehend die abnorme Zeitphase im zirkadianen Rhythmus depressiver Patienten normalisiert und eine 2wöchige Remission folgt.

In einer Untersuchung mittels 5-h-Phasenvorverschiebung der wichtigsten externen Synchronisatoren, wie Licht, Dunkel, Schlaf, Wachen, Essenszeiten und soziale Aktivität, nahmen 5 endogen depressive Patienten teil, und bei allen zeigte sich durch den phasenbedingten partiellen Schlafentzug eine Besserung. Bei 4 von 5 Patienten wurde während der Phasenvorverschiebung eine dauernde Remission erreicht (Souetre et al. 1987).

Eine akute Phasennachverschiebung des Ruheaktivitätszyklus bei depressiven Patienten sollte also eine Verschlechterung der Stimmung bewirken. Allerdings war dies bei den Patienten dieser Studie nicht der Fall (Souetre et al. 1987).

Drittens könnten psychiatrische Erkrankungen mit Phasenvorverlagerungen des zirkadianen Systems verknüpft sein (Atkinson 1975; Mills et al. 1977) oder es könnte sich um freilaufende Rhythmen mit anormal kurzen Perioden handeln (Kripke 1978). Viertens können die klinischen Symptome einiger dieser Störungen wirksam mit Lithium behandelt werden, das die Freilaufperiode zirkadianer Rhythmen verlängern kann (Johnsson 1979, 1980).

5–20% der Einwohner westlicher Länder leiden unter ungenügendem Schlaf, oder gestörtem Schlaf, der oft mit psychiatrischen Erkrankungen, mit typischen Berufen (z.B. Schichtarbeit) oder mit Reisetätigkeit (Jet-lag) einhergeht.

Diese Schlafstörungen werden meistens mit Benzodiazepinen, die angeblich über den Neurotransmitter GABA (Gamma-Amino-Buttersäure) wirken, der von diesen Medikamenten potenziert wird, behandelt.

Allerdings hat das zirkadiane System die Schlüsselrolle bei der Regulation des Schlaf-Wach-Rhythmus und also auch bei Störungen desselben.

Neue Forschungsergebnisse zeigen nun, daß der zentrale Schrittmacher – der Nucleus suprachiasmaticus – mittels Zellkörpern und Axonen, die GABA enthalten, vor allem diesen Schlaf-Wach-Zyklus regelt. Daher wird angenommen, daß Benzodiazepine (im speziellen Triazolam wurde hier untersucht) via GABA im zentralen Schrittmacher, dem Nucleus suprachiasmaticus, wirksam werden, indem ein normaler Schlaf-Wach-Rhythmus generiert wird (Turek u. Loser-Olson 1986).

Viele der Daten gehen allerdings über Andeutungen nicht hinaus und unterscheiden die darunterliegenden Mechanismen von schizophrener Erkrankung und depressiver Erkrankung nicht, zumal beide Erkrankungen mit Phasenvorverschiebungen zu tun haben sollen.

2.4.3 Periodenerkrankungen

Manche Blinde können gut im 24-h-Tag leben, andere haben erhebliche Schwierigkeiten, synchron zum Tag-Nacht-Rhythmus zu leben (Miles et al. 1977). Freilaufrhythmen ohne Synchronisation sind keine Seltenheit.

Die Unmöglichkeit sonst normaler Individuen, sich dem 24-h-Tag anzupassen, ist häufig und wird immer wieder beschrieben (Weber et al. 1980). Probleme bei der Arbeitssuche und im Sozialkontakt resultieren daraus.

2.4.4 Amplitudenerkrankungen und Arrhythmien

Viele Ursachen reduzierter Amplituden werden diskutiert, wie z.B. das Fehlen von Umgebungszeitgeber-Einflüssen, ein Versagen des Impulsgebers, der Transmission oder des Zielorgans mögen zur Pathogenese beitragen (Läsionen des suprachiasmatischen Nukleus, hypothalamische Erkrankungen, Erhöhung des Druckes im III. Ventrikel) (Krieger u. Krieger 1967; Page et al. 1973).

2.5 Implikationen für ein psychiatrisches Arbeitsgebiet

Zirkadiane Rhythmen, die für die menschliche Gesundheit von Bedeutung sein sollen, müssen die Tag-Nacht-Zyklizität und deren Manipulierbarkeit betreffen (Moore-Ede et al. 1982).

Der Homo sapiens, wie die meisten Spezies, entwickelte sich in einer regelmäßigen 24-h-Licht-Dunkel-Periodik. Obwohl die tägliche Erdrotation über die Millionen Jahre allmählich an Geschwindigkeit abnimmt – auch über die eine Million Jahre, die der Mensch zur Evolution benötigte (Coale 1974) –, beträgt der Unterschied zu heutigen Verhältnissen nur 24 s (Rosenburg u. Runcarn 1975). Verglichen damit führten die letzten 100 Jahre von Edisons Erfindung der Glühbirne bis zu der Entwicklung von Flugzeugen zu wesentlich radikaleren Umweltänderungen.

Abrupte Zeitsprünge beim Flug über mehrere Zeitzonen, Schichtarbeit und Intensivstationen, führen zu Umweltbedingungen, die keinerlei zeitliche Orientierung im Tag-Nacht-Rhythmus zulassen.

2.5.1 Jet-lag

Jet-lag ist eine Konsequenz rascher Zeitzonensprünge. Die äußeren Bedingungen stimmen nicht mehr mit der inneren Rhythmizität überein. Das Krankheitsbild ist charakterisiert durch gestörten Schlaf (insb. viele Unterbrechungen) gastrointestinale Beschwerden, herabgesetzte Vigilanz und Aufmerksamkeitsspanne sowie allgemeines Unwohlsein. Die Ausprägung ist abhängig von der Anzahl der übersprungenen Zeitzonen und tritt bei 12 übersprungenen Zeitzonen auf jeden Fall auf.

Politische Konsequenzen hatte dieses Jet-lag-Syndrom erstmals in den 50er Jahren, als John Foster Dulles in der Assuan-Staudamm-Verhandlung nicht verhandlungsfähig war (Moore-Ede et al. 1982).

In einer Jet-lag-Studie wurden 8 gesunde Probanden untersucht. Einmal bezüglich des Fluges BRD – Kalifornien, also auf einem Westwärtsflug, 3 Wochen später ostwärts auf dem Rückflug nach Deutschland. Die Antwort des zirkadianen Systems, repräsentiert durch die Temperaturanalyse, war bei allen Probanden sehr ähnlich und drückte sich in der Bedingung westwärts in einer Phasenadjustierung von 6 h in den ersten beiden Tagen aus und einer darauffolgenden langsamen Beendigung der Resynchronisation, wobei die Adjustierungsgeschwindigkeit 0,5–1 h täglich betrug. Ostwärts zeigte sich eine langsamere Resynchronisation, und die zirkadianen Amplituden waren deutlich erniedrigt. Außerdem gab es kein gemeinsames Muster der Probanden, sondern verschiedene Phasenanpassungsreaktionen: Verkürzung und Verlängerung der zirkadianen Periodik sowie Phasensprünge (Gundel u. Wegmann 1987).

2.5.2 Sommerzeit

Zweimal im Jahr wird die gesamte Bevölkerung vieler Länder, darunter auch Österreich, einem 1- oder 2-h-Zeitsprung unterworfen: Wir passen unsere Arbeits- und Freizeit im Frühling um 1 h nach vorn und im Herbst um 1 h zurück an. Dies mag für eine triviale Anpassungsleistung gehalten werden, allerdings dauert es viele Tage, um eine völlige Anpassung zu erreichen (Monk u. Folkard 1976; Monk u. Aplin 1980). Außerdem gibt es Hinweise, daß in der Woche nach dem Zeitsprung gehäuft Unfälle auftreten (Monk 1980; Hicks 1980). Auch kleine Aufmerksamkeitsschwankungen und psychomotorische Koordinationsbeeinträchtigungen können die Autounfallstatistik negativ beeinflussen.

2.5.3 Intensivpflege

In der modernen Klinik wird auf eine gleichmäßige 24-h-Pflege Wert gelegt, um lebensgefährdende Situationen erkennen zu helfen. Die Beleuchtung und der soziale Kontakt mit dem Pflegepersonal ist tageszeitlich kaum unterscheidbar, jegliche zeitliche Orientierung fällt weg, zumal sogar die Nahrung kontinuierlich, oft auch intravenös, nach metabolischen Gesichtspunkten verabreicht wird. Diese Patienten, die bereits krankheitsbedingt höchst gestreßt sind, haben als zusätzlich belastenden Faktor noch die völlige Isolierung nach äußeren zeitlichen Orientierungshilfen zu verkraften.

2.5.4 Schichtarbeit

Im Ersten Weltkrieg wurden erstmals systematisch Auswirkungen von Schichtarbeit beobachtet, als eine Bevölkerungsgruppe zur Waffenproduktion in Schichtarbeit verpflichtet worden war und dort eine extrem starke Inzidenz von Magenerkrankungen auftrat (Vernon 1921). Im Jahre 1939 berechneten Duesberg u. Weiss ein 8fach gesteigertes Risiko für Schichtarbeiter, verglichen mit regulärer Tagesarbeit. Spätere Untersuchungen ergaben, daß diese Arbeiter, die die Schichtarbeit gesundheitlich nicht verkraften konnten, meist um andere Arbeit bemüht waren oder sich erst gar nicht für Schichtarbeit verpflichtet hatten. Untersuchungen von Aanonsen (1959) bei 128 Personen, die die Schichtarbeit aufgegeben hatten, ergaben, daß 16% vor Beginn der Schichtarbeitszeit unter Schlafstörungen gelitten hatten, während die Rate in der Zeit, in der in Schichten gearbeitet wurde, stieg. Es traten vor allem Beschwerden wie chronische Müdigkeit und totale Schlaflosigkeit auf. Weiters wurde ein 2- bis 3fach gesteigertes Risiko für gastrointestinale Erkrankungen und peptische Ulzera beschrieben. 10–20% der Menschen, die mit Schichtarbeit begannen, reagierten mit gastrointestinalen Beschwerden. Aus diesen Daten geht hervor, daß eine bestimmte Bevölkerungsgruppe in der Lage ist, Schichtarbeit gesundheitlich zu tolerieren, eine andere jedoch nicht (Dietzel et al. 1986).

2.5.5 Anormale artifizielle Umgebung

Atomare Unterseeboote der Vereinigten Staaten von Amerika arbeiten mit 3mal 6 Arbeitsstunden, so daß ein artifizieller 18-h-Rhythmus für die Besatzung entsteht (Schaeffer et al. 1979). Langzeituntersuchungen dieser Periode, in welcher der Organismus gar nicht mehr in der Lage ist, eine Synchronisation herbeizuführen, weil die 18-h-Periode bereits zu weit von der normalen 24-h-Periodik entfernt liegt, ergaben, daß Insomnien, emotionale Störungen und herabgesetzte Koordinationsfähigkeit gehäuft auftreten (Andrezsyuk 1968; Dushkov u. Komolinskii 1968). Das Besatzungspersonal der Unterseeboote hat ferner eine Ausfallrate von 50% pro 90 Tage Dienstzeit (Johnson 1979). Die Ausfallrate ist bei weitem geringer bei Offizieren, die mit einer 24-h-Periode (3mal 8 h) arbeiten (Schaeffer et al. 1979).

Die absolute Gesundheit dieses Personals sollte jedoch strengstens gefordert werden, weil gerade diese Menschen den direkten Zugriff auf atomare Waffen haben.

2.5.6 Polarkreisbevölkerung

Die Bevölkerung, die jenseits des Polarkreises wohnt, insbesondere Kinder, sind während des dauernden Lichtes des Mitt-Sommers in ihrem zirkadianen System gestört (Lewis u. Masterton 1955; Lobban 1960): zu allen Zeiten des Tages sind die Kinder aktiv, auch in der Nacht. Yoshimura (1973) zeigte in seiner Untersuchung, daß auch in der Dunkelheitsperiode des Mitt-Winters oftmals kurze Schlafphasen täglich anstelle des Tag-Nacht-Zyklus vorliegen. Unter den Eskimos ist eine geringe Temperaturamplitude und oft ein überhaupt nicht auffindbarer Körpertemperatur-Tagesgang die Regel (Lobban 1960). Allerdings legte der Autor eine spätere Untersuchung vor, aus der hervorgeht, daß das moderne technisierte Leben mit der elektrischen Beleuchtung und den durch die Uhrzeit diktierten Schul- und Arbeitszeiten bewirkt hat, daß jetzt signifikante Amplituden auftreten und das frühere Ergebnis ausschließlich auf das Fehlen des

Licht-Dunkel-Rhythmus und nicht auf eine genetische Variante in der Eskimo-
bevölkerung zurückführbar ist (Lobban 1976).

Das „Morktid syndrome", die „arktische Hysterie" und die hohe Inzidenz
von Geisteserkrankungen, Suiziden und Aggressionsdelikten während der langen Dunkelheitsperioden sollten hier als psychiatrisch relevante Erkrankungen
angeführt werden (Foulks 1972; Kraus u. Buffler 1979).

2.5.7 Pathophysiologie der biologischen Antwort

Zur Pathophysiologie der biologischen Antwort auf „Zeitkonflikt" seien folgende
Faktoren angeführt:

1) Müdigkeit und Schlafverlust dürfte bei allen angeführten Störungen eine Rolle
   unabhängig von Zeitkonflikten spielen.
2) Die Diskrepanz der äußeren Umgebungszeit von der inneren biologischen
   Zeit dürfte eine Desynchronisation bewirken, die frühestens nach etlichen
   Tagen wieder zur Resynchronisation auf die neuen Bedingungen führen
   kann. Schlafstörungen, ständige Müdigkeit, Stimmungsschwankungen, Ver-
   dauungsstörungen und Beeinträchtigungen der Leistungsfähigkeit können die
   Folge sein.
3) Dieser Faktor ist ein subtiler: Das zirkadiane Zeitgebersystem ist, aus verschiedenen „Oszillatoren" und „biologischen Uhren" bestehend, aufeinander
   eingestellt, so daß die Diskrepanz der Außenzeit zur Innenzeit durch die verschiedenen Geschwindigkeiten der Umstellung einzelner Komponenten zur
   inneren Desynchronisation zwischen den rhythmischen Funktionen der physiologischen Systeme führen muß. Als Beispiel ist die psychomotorische Leistungsfähigkeit anzuführen, die von der innerlichen Phasenrelation der verschiedenen Oszillatoren des zirkadianen Zeitrhythmus stark beeinflußt wird
   (Winget 1974; Wever 1979).

Die zirkadiane Rhythmizität ist ein ubiquitäres Phänomen. Die erfolgreiche Anpassung eines Organismus an die zeitliche Organisation der Umgebung scheint
einen selektiven Vorteil zu bedeuten (Daan u. Aschoff 1982). Die normale zirkadiane Rhythmizität eines gesunden Individuums zeigt typische, sich regelmäßig
wiederholende episodische Serien von Impulsen (z.B. zirkadiane Kortisol-Impuls-
Serien) oder einen einzigen Impuls (HGH = human growth hormon). Jede
einzelne Variable kann durch eine typische Sinuskurve charakterisiert werden
(Schlaf, Körpertemperatur, Hormone, Elektrolyte, urinäre Ausscheidung etc.). Es
besteht eine charakteristische „Phasenrelation" (= relative Stellung in bezug auf
die Zeit) im Verhältnis zum Tag-Nacht-Rhythmus und im Verhältnis zueinander.
Eine auffällige Stabilität innerhalb des Individuums und eine interindividuell
hohe Konsistenz der Ergebnisse sind gesichert (Moore-Ede u. Sulzman 1981).
Es scheint die Hauptaufgabe des zirkadianen Zeitgebersystems zu sein, *die innere
Abfolge physiologischer Vorkommnisse und metabolischer Prozesse zu organisie-
ren*, so daß die unabhängigen Funktionen dadurch koordiniert und unvereinbare
Prozesse voneinander zeitlich getrennt verlaufen können (Moore-Ede et al. 1983).

Viele Rhythmen antizipieren die periodisch ablaufenden Umweltereignisse wie z.B. die Morgen- und Abenddämmerung. Zum Beispiel steigt die Körpertemperatur eines Individuums, bevor sich die Lichtmenge vermehrt bzw. vor dem Erwachen. Ähnlich steigt die Plasma-Kortisol-Konzentration schon in der Mitte der nächtlichen Schlafperiode und erreicht den Höchstwert gerade vor dem Erwachen (Czeisler 1978).

Während nun systematische Studien von leichten Streßbeschwerden und unspezifischen milden Krankheitsformen chronobiologisch eher anekdotisch untersucht sind, ist wissenschaftlich schon viel geleistet worden, um die Rolle der Körperrhythmen für die Pathogenese, die Behandlung und die Prävention der manisch-depressiven Erkrankungen zu erforschen. Ein kohärentes und großes Gebiet der biologischen Psychiatrie ist die elektroenzephalographische Schlafforschung. Die Ergebnisse der bisherigen Studien zeigen im Verhältnis zur Schlafperiode frühzeitig auftretende REM-Phasen (phasenvorverschobene REM-Phasen), genauso im Verhältnis zum externen Tag-Nacht-Zyklus. Die normale zeitliche REM-Verteilung ist aufgehoben (geringe REM-Aktivität am Beginn, hohe REM-Aktivität am Ende der Nacht). Eine relative Abnahme von REM-Schlaf am Ende der Nacht und eine Zunahme zu Beginn drückt sich in einer verkürzten REM-Latenz aus (Kupfer 1977).

Außer dieser Variablen scheinen noch andere Rhythmen in der Depression phasenvorverlagert zu sein. Die zirkadiane Kortisolsekretion, in manchen Studien auch der Körpertemperatur-Tagesgang, Neurotransmitter und ihre Metaboliten (MHPG) (Wehr et al. 1980) werden als phasenvorverschoben bei Depressiven interpretiert.

Daraus folgern die Autoren, daß der zirkadiane Oszillator – ein starker Oszillator – zum Tag-Nacht-Zyklus abnorm früh synchronisiert ist. Eine mögliche Schlußfolgerung scheint zu sein, daß eine „schlafsensitive Phase" in der manisch-depressiven Erkrankung existiert (Wehr et al. 1982).

Die Veränderungen in der Phase des zirkadianen Schlaf-Wach-Zyklus sind in bestimmten Geisteskrankheiten schon lange beschrieben worden. Eines der klassischen Symptome der Depression (endogenomorph-depressives Achsensyndrom nach Berner) ist das frühe morgendliche Erwachen, das die Patienten beschreiben (Berner 1977; Mendels u. Cochrane 1968).

Eine Studie an 114 chronischen psychiatrischen Patienten zeigte, daß die durchschnittliche Zeit des Zu-Bettgehens 20.00 Uhr beträgt – entgegen den fortgesetzten Anweisungen des Pflegepersonals (Morgan u. Drew 1970). Die Patienten erwachten auch früher und standen früher auf als nötig. Die schizophrenen Patienten gingen darüber hinaus noch um 1 h früher zu Bett als die übrigen. Studien zeigten phasenvorverlagerte Körpertemperaturtagesgänge bei schizophrenen Patienten im Vergleich zu gesunden Kontrollpersonen (Morgan u. Cheadle 1976). Lange schon ist bekannt, daß manisch-depressive Patienten zwischen manischen und depressiven Phasen oszillieren (Richter 1965). Die Zykluslänge variiert von 48 h bis zu einem Jahr oder mehr. Charakteristische Phasensprünge wurden mit einem Aktivitätsmeßgerät, das am Handgelenk getragen wird und Aktivität und Ruheperioden beschreibt, gemessen (Wehr et al. 1979).

Diese Berichte von veränderten Phasenverhältnissen bei bestimmten psychiatrischen Erkrankungen stellen nun eine Reihe ätiologischer Fragen. Am wichtigsten ist diejenige, ob den Sprüngen in der inneren Relation der zirkadianen Rhythmen eine sekundäre Konsequenz der psychiatrischen Erkrankung oder aber eine Rolle in der Entstehung zukommt.

2.6 Vorbefunde in der Depressionsforschung

2.6.1 Psychopathologische Erhebungen der Chronobiologie

Die menschlichen zirkadianen Rhythmen sind zum Sonnentag und zur Nacht synchronisiert, die niederen Spezies vorwiegend mittels des starken Zeitgebers Licht. Beim Menschen sollen zusätzlich soziale Einflüsse eine wichtige Rolle spielen (Aschoff et al. 1974; Wever 1970). 1980 wies Morgan darauf hin, daß womöglich gerade bei psychiatrischen Patienten, die weniger soziale Interaktionen zeigen und auch weniger in alltägliche Routine eingebunden sind, der Zeitgeber Licht eine wichtige Rolle spielen dürfte (Morgan et al. 1980).

Deutlichen und starken Einfluß hat Licht jedoch erst jenseits einer Helligkeitsschwelle (von ca. 1500 Lux), und dies soll in der Folge als intensives Licht bezeichnet werden. In Studien in zeitisolierten Kammern, ohne Kontakt zu externen Zeitgebern, wurde in Freilaufkonditionen die Bandbreite des möglichen Zeitgebers intensives Licht untersucht (Wever et al. 1983). Je größer die Bandbreite, d.h. je weiter die Grenze der Synchronisierbarkeit der gemessenen Rhythmen vom endogen oszillierenden Rhythmus (im Durchschnitt ca. 24,9 h für eine Periode) verschiebbar ist, desto stärker ist der Zeitgeber (Aschoff 1980). Wird Licht von einer Intensität von 1000 Lux oder weniger eingesetzt, liegt das obere Limit der Synchronisierbarkeit bei etwa 26,9 h, danach weichen einzelne Körperrhythmen von dieser Periode ab und beginnen frei zu laufen (Wever et al. 1983). Intensives Licht hingegen ist imstande, bis über 29 h sämtliche untersuchten Rhythmen synchronisiert zu halten, und dies zeigt sich auch bis hin zu 18-h-Perioden. Dieser qualitative Unterschied von intensivem Licht bringt damit die Möglichkeit der Manipulierbarkeit biologischer Rhythmen, und damit die Möglichkeit, Unterschiede auf verschiedene Rhythmen zu beobachten und zu untersuchen.

Neue Untersuchungsergebnisse (Czeisler et al. 1986), allerdings noch auf der Fallbeschreibungsebene, unterstreichen immer deutlicher den entscheidenden Einfluß von intensivem Licht auf das menschliche zirkadiane Schrittmachersystem.

4 h intensiven Lichts an sieben aufeinanderfolgenden Abenden, wobei vorher und nachher die Kontrollbedingungen studiert wurden – unter normaler künstlicher Beleuchtung und ohne Änderung des Schlaf-Wach-Rhythmus –, bewirkten eine Phasenvorverschiebung von 6 h (Körpertemperatur, Kortisolsekretion). Diese unerwartete Größe, Geschwindigkeit und Stabilität der Phasenverschiebung legen die Vermutung nahe, daß intensives Licht beim Menschen den

zirkadianen Schrittmacher sowie tägliche physiologische Variationen, Verhalten und Kognition bestimmt.

Die Ergebnisse dieser Studie lassen vermuten, daß ein hierarchisches Modell Licht als wichtigsten Zeitgeber erscheinen lassen, der endogene zirkadiane Oszillatoren synchronisiert, die wiederum für die innere Organisation von Körperrhythmen, wie Schlaf-Wach-Rhythmen sorgen.

Intensives Licht dürfte direkt auf den endogenen zirkadianen Schrittmacher wirken, d.h. die frühere Annahme, intermediäre Prozesse seien zwischengeschaltet, sind nach den neuen Ergebnissen falsch (Czeisler et al. 1986).

Das bisher verwendete Modell der zwei Oszillatoren in Interaktion (x, y) würde nicht ausreichen, um die Größe und Raschheit der Phasenveränderung zu erklären (Kronauer et al. 1982).

Außer der Information des 24-h-Tages vom Licht-Dunkel-Zyklus bekommen die Organismen weitere wichtige photoperiodische Informationen: die Lebewesen sind empfindlich auf Änderungen der Tageslänge, die saisonale Umstellungen ermöglicht, wie z.B. Wanderungszeiten (z.B. Zugvögel) oder reproduktive Funktionen. Diese Antworten sind nicht passiv abhängig vom Licht, sondern synchronisiert zu den zirkaannualen Variationen in der Photoperiode (Moore-Ede 1981).

Manche Autoren meinen, daß die Zeitschätzung bei endogen depressiven Patienten etwas mit Veränderungen der „inneren Uhr" zu tun hätte. Die Untersuchung von Richter u. Benzenhöfer (1985) bei drei Einzelfällen unter Trizyklika und Tetrazyklikatherapie konnte diese Spekulation nicht bestätigen, und die Autoren ziehen die Relevanz der internen Desynchronisationshypothese in Zweifel, genauso wie Aschoff dies schon getan hat in seiner Arbeit: „Wie gestört ist der zirkadiane Rhythmus bei Depressiven" (Richter u. Benzenhöfer 1985; Aschoff 1980b).

Okudairas Arbeit über die natürliche Lichtexposition bei gesunden Probanden zeigt ein weiteres Problem, nämlich, daß die heutigen Lebenskonditionen eine völlig irreguläre und verstreute Beleuchtungsweise bieten. Manche Individuen haben die hellste Lichtmenge am Morgen, die anderen am Abend, wobei verschiedene helle Lichtepisoden mit langen Zeiten mit geringen Lichtmengen wechseln. Nachdem menschliche biologische Rhythmen nur durch Lichtmengen, die dem Tageslicht ungefähr adäquat sind, synchronisierbar sind, kann diese übliche inadäquate Beleuchtung eine Quelle für Schlafstörungen, chronobiologische Erkrankungen oder Depression bedeuten (Okudaira et al. 1983).

Aus den Mahlzeitenuntersuchungen an gesunden Probanden unter Freilaufkonditionen zeigt sich eine weitere Implikation, nämlich die Frage der basalen Metabolisierungsrate: bei Freilaufperioden von 50 h essen die Probanden weiterhin drei Mahlzeiten pro „Tag", bei gleichbleibender Quantität und ohne Gewichtsverlust. Die Zeit vom Aufwachen bis zum Mittagessen ist direkt proportional und unmittelbar nach Auftreten der inneren Desynchronisation (= Schlaf-Wach-Zyklus und Temperaturrhythmus desynchronisieren) verlängern sich alle Intervalle. Daraus ergibt sich ein Dehnen anderer Prozesse im Organismus, die den metabolischen Prozessen und den psychologischen Prozessen wie z.B. der

Zeitwahrnehmung entsprechen, denn die Individuen glauben subjektiv, einen 24-h-Tag zu verbringen (Aschoff et al. 1984).

Diesen Daten kommt beim Menschen viel Bedeutung zu, weil fast alle Funktionen durch regelmäßige Variationen normalerweise an den Schlaf-Wach-Zyklus gekoppelt und in klarer Relation zu Tag und Nacht gekennzeichnet sind.

Außer den täglichen Schwankungen, denen bei depressiven Patienten auch eine besondere diagnostische Bedeutung zukommt (s. Abschn. 2.6.2), dürften beim Menschen auch zirkaannuale Schwankungen eine Rolle spielen.

Respiration und alveoläres CO_2 zeigen eine deutliche jahreszeitliche Periodizität, wobei die Variabilität auf die Sonnenlichtintensität zurückzuführen sein dürfte (Lindhad 1917). Hildebrand beschrieb 1962 mehr als 30 physiologische Variable, die einen klaren saisonalen Jahresgang haben: z.B. die Wachstumsrate und Gewichtszunahme bei Kindern (mit der Akrophase im Frühling und Frühsommer), wobei auch hier Licht und die Umgebungstemperatur die wichtigsten Faktoren sein dürften (Sanders 1934). Blut-Hämoglobinspiegel, ebenfalls den Sonnenstrahlen zugeschrieben, haben ihre Akrophase ebenfalls im Frühling (Coulthard 1958).

Hormonelle zirkaannuale Variationen sind für Kortikosteron, Kortisol und Testosteron gesichert beschrieben (Reinberg et al. 1978).

Wenn also ein zirkaannuales System existiert, bleibt die Frage, durch welche äußeren Faktoren (Zeitgeber) dieses kontrolliert wird.

Aus Untersuchungen über Suizidraten, Konzeptionsraten und Mortalitätsraten geht hervor, daß definitive saisonale Rhythmen vorliegen (Aschoff 1981; Näyhä 1982, 1983; Hare 1980). Obwohl soziokulturelle Einflüsse interferieren, kann eine biologische Basis für diese drei Rhythmen nicht außer acht gelassen werden, zumal eine stabile und einhellige Akrophase, z.B. bei der Suizidrate, zu beobachten ist. Die stetige Abnahme der Amplitude der Zirkaannualität läßt die Abnahme der „Effektivität" umweltbedingter Faktoren oder eine Abnahme des Ansprechens auf diese Faktoren durch den menschlichen Organismus vermuten. Wahrscheinlich sind diese Veränderungen auf die Industrialisierung und die Entwicklung des Lebensstandards in den letzten 100 Jahren zurückzuführen. In Ländern, in denen keine Industrialisierung, sondern die Landlebensweise vorherrscht, ist eine größere Amplitude der jahreszeitlichen Schwankungen dieser Faktoren feststellbar (Cowgill 1966). Psychologische Funktionen und emotionale Zustände verändern sich im Laufe des Jahres systematisch (Hellpach 1965; Myers u. Davies 1978).

2.6.1.1 Lichtbehandlung der saisonalen Depression (der momentane Forschungsstand)

Regulär auftretende Winterdepressionen, oft alternierend mit Hypomanie im Sommer, hat schon Kraepelin anfangs des Jahrhunderts beobachtet.

Allerdings mit der Einschränkung, daß nur etwa 4–5% der manisch depressiven Patienten diese Form der Depression hätten (Rosenthal et al. 1983).

Epidemiologische Studien stimmen überein in dem Ergebnis, daß die Depression im Frühling am häufigsten ist, mit einem Nebengipfel der Verteilung im Herbst. Manien treten vor allem im Sommer auf. „Depressionen scheinen im Frühling und Herbst zu beginnen, im Gegensatz dazu die manischen Phasen zirkulärer Psychosen, die im Sommer manifest werden" (Kinkelin 1954).

Die NIMH-Gruppe (National Institute of Mental Health) forschte nach einer größeren Bevölkerungszahl, indem sie in Zeitungsartikeln die Symptome der saisonalen Depression beschrieben, ähnlich ging auch eine Schweizer Gruppe vor (Rosenthal et al. 1984; Wirz-Justice et al. 1986): folgender Symptomenkomplex wurde als charakteristisch für SAD (seasonal affective disorder) beschrieben:

1. Affekt: Traurigkeit, Ängstlichkeit, Reizbarkeit überwiegen;
2. Ernährung: Appetitzunahme, vermehrte Lust auf Kohlenhydrate (Süßigkeiten, Teigwaren, Kartoffeln usw.), Gewichtszunahme;
3. Schlaf: Zunahme der Gesamtschlafzeit, der Schlaf wird jedoch nicht als erholsam empfunden;
4. Antrieb: Abnahme;
5. Libido: Abnahme;
6. Beruf/Hausarbeit: Konzentrationsstörungen, Motivationsstörungen;
7. zwischenmenschliche Beziehungen: Patienten ziehen sich zurück und werden mißtrauisch.

Es wurden vor allem Frauen behandelt (80% Anteil), deren Erkrankung mit ca. 23 Jahren begonnen hatte, und etwa im Alter von 40 Jahren wurden diese Patienten Teilnehmer der von den Forscherteams ausgearbeiteten Studien.

Die meisten Patienten waren als bipolar II – affektive Erkrankung (DSM-III-Kriterien, ca. 85%), der Anteil der unipolaren betrug etwa 10% – diagnostiziert worden.

Etwa die Hälfte der Patienten hatte vorher keine psychiatrische Behandlung, 30% etwa hatten Antidepressiva erhalten, 13% Lithium und 9% eine Schilddrüsensubstitutionstherapie. Nur etwa 10% waren vorher hospitalisiert und hatten auch andere Therapien wie z.B. EKT (Elektroheilkrampfbehandlung) erhalten.

Ein hoher Anteil der Patienten hatte Verwandte 1. Grades, die als affektiv krank (major affective disorder) diagnostiziert waren (Anteil ca. 70%), oder auch ein SAD (37%) oder einen Alkoholabusus (19%) aufwiesen.

Mehr als die Hälfte der weiblichen Patienten hatten in der Vorgeschichte ein prämenstruelles Syndrom mit entsprechenden Stimmungsveränderungen.

Erstaunlich ist die Übereinstimmung der amerikanischen Studie und der Schweizer Studie betreffend all dieser epidemiologischen Besonderheiten.

In den ersten Studien waren 3 h intensives Licht vor der Morgendämmerung und 3 h Licht nach der Abenddämmerung verwendet und gegen gedämpftes gelbes Licht verglichen worden (Rosenthal et al. 1984). Die folgenden Studien entfachten multiple Diskussionen, einerseits um die Frage, ob intensives Licht dem gedämpften Licht überlegen sei, wobei die Zusammenfassung der Arbeiten letztlich eine Überlegenheit von intensivem Licht ergeben dürften (Rosenthal et al. 1985; Wirz-Justice et al. 1986), und andererseits um die Frage des Wann. Eine weitere Kontroverse wurde damit ausgelöst, nämlich einerseits die Ansicht, daß das Wann eine Rolle, andererseits, daß es keine Rolle spiele (Lewy et al. 1987; Wehr et al. 1986).

Es fehlt an Erklärungen für die Wirkweise der Phototherapie. Schlafentzug ist keine genügende Erklärung für die Wirkung der Phototherapie. Die Möglichkeit, daß Dämmerung bzw. die Verlängerung des Tages kritisch für den Behandlungseffekt seien, scheiden ebenso aus.

Die positive Therapieantwort setzt etwa 2–4 Tage nach Beginn der Phototherapie ein, und Absetzeffekte zeigten sich ebenfalls 2–4 Tage nach Beendigung der Lichttherapie (Wehr et al. 1986).

Das Plazeboproblem ist bei der Lichttherapie sehr schwer herauszufiltern, weil echte Doppelblindbedingungen niemals gegeben sein können. Allerdings sprechen eine Reihe von Argumenten gegen einen bloßen Plazeboeffekt:

- die Erfolgsrate von 75% Besserung ist ungewöhnlich hoch;
- Licht scheint vor allem bei SAD antidepressiv zu wirken, nicht bei anderen Depressionsformen (z.B. reaktiven Depressionen), was unabhängig voneinander in verschiedenen Zentren redupliziert werden konnte;
- es gibt reproduzierbare intraindividuelle Antworten, bei Wiederholung der Therapie;
- die Zeitverzögerung des Ansprechens;
- Rückfall nach Absetzen;
- der prophylaktische Effekt von Licht in manchen Patienten;
- das monatelange Persistieren des Erfolges bei langfristiger Anwendung.

Der Erfolg der Lichttherapie wurde zunächst, angelehnt an die Fertilitätsuntersuchungen bei Tieren, als photoperiodischer Effekt gedacht, wobei als Wirkprinzip angenommen wurde, daß ein kurzer Wintertag in einen langen Sommertag verändert werden müßte und dadurch der positive antidepressive Effekt zustande käme.

Dies scheint falsch zu sein, weil unabhängig vom Zeitpunkt der Lichtgabe – Licht kann genauso erfolgreich in den Mittagsstunden gegeben werden – ein antidepressiver Effekt erreicht wird (Wehr et al. 1986).

Die Morgenstunden scheinen lediglich den Vorteil zu haben, daß die sensitivste zirkadiane Phase ausgenützt wird, also ein zeitsparender Effekt in der Anwendungslänge eintritt und sogar schon Belichtungszeiten von einer halben Stunde effektiv sein können, während möglicherweise sehr spät gegebenes Licht einen verschlechternden Effekt haben kann (Wirz-Justice 1986; Lewy et al. 1986; Terman et al. 1986).

Das heißt, daß hohe Lichtdosen auch zu nichtsensitiven Phasen antidepressiv wirksam sein könnten, während geringe Lichtdosen den Anstoß nur in sensitiven Phasen zu einer antidepressiven Wirkung bieten können. Ebenso scheinen individuelle Dosiswirkungskurven zu existieren (Wirz-Justice 1986).

Generell kann für eine Patientengruppe mit der Diagnose SAD eine Wirksamkeit der Therapie bei 2 h angenommen werden, während bei einer halben Stunde eher mit keinem Effekt gerechnet werden muß (Wirz-Justice et al. 1987). Eine Zusammenfassung sämtlicher bisher erschienenen Studien und Neuanalyse der Daten scheint auch die Überlegenheit von Morgenlicht aus den genannten Gründen zu unterstreichen (Terman et al. 1988): Diese Reanalyse ergab ein Ansprechen auf die intensive Lichttherapie von 50% bei Morgenlicht und von 35% bei Abendlicht. Wobei der letztere Prozentsatz dem Ansprechprozentsatz von Plazebos in den atypischen Depressionen entspricht.

2.6.1.2 Lichtbehandlung der nichtsaisonalen Depression (neue Forschungsergebnisse)

Allerdings wurden im Anschluß an die SAD-Studien auch Patienten, die nicht diesem Typus entsprachen, sondern die üblichen Diagnosekriterien einer depressiven Erkrankung (major depression; DSM-III-Kriterien) erfüllten, mit Licht behandelt und ähnlich positive Effekte beschrieben. Diese Studien verwendeten Morgenlicht (Kripke et al. 1983) von 1 h Dauer, spätere Studien zeigen allerdings weniger beeindruckende Resultate (Kripke et al. 1985). Ob nun diese Phasenposition (Lewy et al. 1984, 1985) oder unterschiedliche Erkrankungen, in denen einmal phasenvorverschobene depressive Zustände vorliegen, oder aber eher phasennachverschobene Rhythmusstörungen behandelt werden müssen, ist in der Diskussion noch offen. Experimente mit der Behandlung von Jet-lag mit phasenadäquat gegebenem Licht bringen vielleicht hier mehr Information (Lewy et al. 1985). Welche Rolle dabei die Frage des Schlafentzuges während intensiver Lichtbehandlung spielt, ist ebenfalls noch ungeklärt, es dürfte jedoch keinen positiven additiven Effekt bei Anwendung von intensivem Licht und gleichzeitigem Schlafentzug geben (Wehr et al. 1985).

Patienten mit Stimmungserkrankungen zeigen häufig eine zeitliche Regelmäßigkeit in ihrem Erkrankungsbeginn und Tagesschwankungen in ihrer Symptomschwere, worauf besonders das endogenomorph depressive Achsensyndrom nach Berner (1982) eingeht, besonders die Biorhythmik (Schlaf-, Wachrhythmus, Appetit, Gewicht etc.) betreffend (s. Abschn. 3.2).

Die Phasenposition, die dabei eine Rolle spielen dürfte, ist eine bereits oben erwähnte Möglichkeit, andererseits könnte Licht einen anderen Effekt, den der Melatoninsuppression oder direkt physiologische Effekte haben.

Allerdings sind auch neue Ergebnisse bei nichtsaisonal erkrankten Patienten wenig ermutigend (Yerevanian et al. 1986).

2.6.1.3 Theoretische Erklärungsmodelle der Lichtbehandlung sind völlig unzureichend

Alle bisher gängigen Erklärungen der Wirkweise von Licht sind völlig ungenügend, und keinesfalls kann z.Zt. auch nur annähernd verständlich gemacht werden, wie und warum intensives Licht wirkt.

Warum bewirkt Licht bei SAD-Patienten einen antidepressiven Effekt, bei Nicht-SAD-Patienten jedoch nicht?

Handelt es sich überhaupt bei der SAD-Erkrankung um eine depressive Erkrankung, welcher Zusammenhang, welcher Unterschied wird zu anderen Depressionsformen sichtbar?

Müller u. Davies schlagen in einem wissenschaftlichen Briefwechsel der Zeitschrift Archives of General Psychiatry 1986 vor, daß SAD nicht als affektive Erkrankung, sondern als saisonales Energiesyndrom klassifiziert werden solle, mit der Begründung:

1. Diese Erkrankung ist nicht auf die Herbst-Winter-Perioden beschränkt, sondern geht danach über in eine Frühlings-Sommer-Euphorie, Impulsivität, Gewalttätigkeit und Ausbildung einer agitierten Psychose.
2. Diese „Sommersymptome" können vorzeitig ausgelöst oder aber durch intensives Licht verstärkt werden.
3. Diese Erkrankung ähnelt einer atypischen bipolaren affektiven Erkrankung, wobei allerdings bei genauer Befragung eher Energie – Anhedonie als echte affektive Symptome beschrieben würden (Müller u. Davies-1986).

Die Antwort Rosenthals streicht jedoch heraus, daß affektive Symptome deutlich zu diagnostizieren seien und auch schon Kraepelin diese Erkrankungen dem manisch-depressiven Formenkreis zugeordnet hätte. Zum nosologischen Ansatz sei zu sagen, daß atypische depressive Erkrankungen häufig nicht durch die depressive Stimmungslage, sondern eben durch den geringen Energiepegel, also durch Unlust, niedriges Energieniveau und Interessensverlust gekennzeichnet seien, also einer Depressionsform: „depressio sine depressione" oder einer larvierten Form. Diese Formen werden jedoch keineswegs aus der Diagnoseform: „Depression" ausgeschlossen (Rosenthal 1986).

Ein neurobiologisches Modell, nämlich daß Licht auf der Basis des saisonalen Verhaltens, das durch photoperiodische Informationen gesteuert wird, wirksam wird, hat sich ebenfalls als falsch herausgestellt. Die photoperiodische Information wir durch Melatonin vermittelt, und auch die Melatoninhypothese hat sich als unhaltbar herausgestellt (Dietzel 1987; Wirz-Justice 1986). Saisonale Verhaltensänderungen werden durch lange Sommer- bzw. kurze Wintertage bewirkt, intensives Licht wirkt jedoch zu jeder Tageszeit – unabhängig vom Aspekt der Tageszeitverlängerung – antidepressiv.

Die pharmakologische Suppression von Melatonin (mit dem Betablocker Atenol) wirkt nicht antidepressiv, und die Gabe von Melatonin wirkt nicht verschlechternd auf den antidepressiven Effekt von Licht.

Die Phasenhypothese, daß endogen depressive phasenvorverschoben und saisonal-depressive Patienten phasennachverschoben seien, ist besonders für die SAD-Patienten sehr fraglich geworden: SAD-Patienten zeigen einen späteren Melatoninanstieg und sind eher statistisch signifikant häufiger „Abendtypen" (Wirz-Justice 1986). Ob der völligen Ratlosigkeit die Wirksamkeit von Licht betreffend, warum und wo, bleibt abzuwarten, ob die Indikation SAD überhaupt eine Hauptindikation ist und ob nicht eine konzentrierte Untersuchung – wie die vorliegende – Aufschluß geben kann über andere Indikationen und sich vielleicht ein Hinweis auf die Wirkweise erarbeiten läßt?

Zur Zeit kann nur ein Zitat von 1924 den neuesten Wissensstand zusammenfassen:

„... es scheint, daß der stimulierende, positive Einfluß von künstlichem Sonnenlicht wirksam wird in Fällen schweren Energieverlustes bei Nerven- oder Geisteskrankheiten, besonders während der trostlosen, sonnenlosen, depressiogenen Wintermonate Englands. Ob man nun der Schule der Psychogenetiker oder der Physiogenetiker angehört, eine Tatsache bleibt: die Heliotherapie ist ein natürliches starkes Instrument, das mit Erfolg von beiden Schulen angewendet werden kann ..." (Humphris 1924).

Ein weiterer schwierig zu beurteilender Aspekt in der Ortung saisonaler Störungen ist der Einfluß sozialer Faktoren, wie z.B. die berufliche Situation eines Patienten.

In einer Studie von depressiven Patienten wurden die Frage nach der sozialen Schichtung und die Frage nach Kontakten mit der natürlichen Umgebung gestellt und eine gegenseitige Beeinflussung ermittelt:

Die Patienten, die ihre Depression vorwiegend im Frühling hatten, gehörten typischerweise der Mittelklasse und den Bauern an, also lebten in einer eher „natürlichen" Umgebung, während der Häufungswert von Depressionen, die später im Jahr auftraten, eher bei Berufen außerhalb der Landwirtschaft zu finden waren, bisweilen auch bei der Unterschichtbevölkerung eher etwas mit den Monaten der Arbeitslosigkeit zu tun hatten (Näyhä 1986).

Der Versuch, die Depression als „Winterschlafverhalten" zu erklären, wird ebenfalls gemacht:

Basierend auf Johannes Lange (1928) meint man bei den Depressionen und beim Winterschlaf einen schlafähnlichen Zustand mit kontrollierter Temperaturabsenkung zur Bewahrung von Energie zu sehen, dieser Zustand wird über die Tiefschlafstadien erreicht und oft durch „Arousals" unterbrochen.

Die Depression beginnt mit Schlafstörungen, wird durch Schlafentzug gebessert und tritt nach Schlafperioden wieder auf. Es gibt keine regulären Phänomene bei der Depression außer der Tagesschwankung und dem möglichen raschen Wechsel der Stimmungsschwankungen. Viele Patienten zeigen „Arousals" besonders in schwersten Stadien der Depressivität. Winterschlaf und Depression dauern 3–9 Monate, beide Zustände sind rasch reversibel und können chronisch werden, beide können durch Dunkelheit chronifiziert und mit intensivem Licht beeinflußt werden. Die motorische Aktivität, Nahrung, Schilddrüsen und Sexualfunktion sind verändert.

Eine genetische Komponente besteht und Frauen (bzw. Weibchen) zeigen stärker das Winterschlafverhalten bzw. erkranken häufiger an einer Depression.

Das metabolische Arousal des Winterschlafs zeigt sich in einer Beschleunigung der Pulsrate, Atmung, Lidschlag, Erhöhung des Muskeltonus, Blutzuckerkonzentration, Anstieg der Kortisolsekretion und einer Schlafstörung. Diese Regulationsphänomene sind bei depressiven Patienten ebenfalls sichtbar (Giedke 1986).

2.6.2 Schlaf-Wach-Zyklus, polysomnographische Erhebungen

Untersuchungen von Tagesschwankungen an depressiven Patienten während symptomfreier Intervalle zeigten eine Altersabhängigkeit der Tagesschwankungen. Signifikant weniger Patienten der älteren Altersgruppe fühlten sich am Morgen schlechter, wenn sie mit der jüngeren Altersgruppe verglichen wurden. Während der depressiven Phase war jedoch keine Altersabhängigkeit der Tagesschwankungen feststellbar (Grat et al. 1980).

Studien mit 6000 Gesunden im Alter von 9–60 Jahren zeigten, daß zumindest in der Altersgruppe 13–26 Jahre eine Tagesschwankung mit morgendlichem Sich-schlechterfühlen häufig angegeben wird, daß morgendliches frühes Erwachen zumindest bei Männern häufig ist und mit dem Alter zunimmt, während die morgendliche Mißstimmung eher mit dem Alter abnimmt (Kazuhiko u. Suzuki 1985). Daher ist bei älteren Depressiven das frühzeitige morgendliche Erwachen als physiologisch zu sehen, während den Jüngeren physiologisch ein morgendliches Pessimum entsprechen kann.

Eine weitere altersabhängige Variable dürfte die Tendenz zur Hypersomnie bei jungen depressiven Patienten sein (Hawkins et al. 1985). Bei 17- bis 25jährigen wurden bei vielen depressiven Patienten, die solange schlafen durften, wie sie wollten, doppelt solange Schlafenszeiten gemessen wie bei gesunden jungen Probanden, die die gleiche Aufforderung erhielten. Die Schlafarchitektur der depressiven jungen Gruppe unterschied sich dabei unwesentlich von der der älteren depressiven Gruppe. Diese Ergebnisse zeigen die Interaktion zwischen Alter, Schlaf und Depression (Hawkins et al. 1985).

Das Symptom Hypersomnie wurde bei 17 von 102 depressiven Patienten gefunden, wobei es jeweils mit gesteigertem Appetit, Gewichtszunahme, Agitation, Kopfschmerzen und bei Verwandten 1. Grades mit dem Auftreten von Depressionen und früherem Krankheitsbeginn vergesellschaftet schien (Garvey et al. 1984).

Caspar beschrieb 1981, daß diese Gruppe mit dem Leitsymptom Hypersomnie eher bipolare Patienten zu sein scheinen (Caspar et al. 1981). Ein Vergleich mit den SAD-Patienten (Rosenthal et al. 1983) scheint angebracht, jedoch fehlt in den vorgenannten Studien eine jahreszeitliche Untersuchung.

Ein weiterer Schlaf-Wach-Zyklus-Faktor scheint geschlechtsunterschiedlich zu sein, weil eine interne Desynchronisation unter Freilaufkonditionen eher Frauen als Männer betrifft, so daß der Einfluß von Rhythmuserkrankungen viel eher Frauen als Männer betreffen dürfte. Die Freilaufperiode bei Frauen ist signifikant kürzer und die Schlaffraktion signifikant länger bei Frauen als bei Männern (Wever 1984).

Bei den polysomnographischen Untersuchungen kommt dem möglichen diagnostischen Kriterium der kurzen REM-Latenz Bedeutung zu, wobei die verkürzte REM-Latenz (so-REM) vielleicht diagnosespezifisch ist. Die hohe Variabilität der REM-Latenz erfordert mindestens drei Folgenächte für eine Diagnosestellung (Ansseau et al. 1984, 1985).

Der Einfluß von Medikamenten muß ausgeschlossen sein. Eine Zuordnung zur Schwere der Depression, zu Untergruppen oder klinischem Ansprechen auf Medikamente ist auf Grund der REM-Befunde nicht möglich (Kupfer 1976; Kupfer et al. 1984).

Es gibt keinerlei Literatur über systematische Untersuchungen nach intensiver Lichtbehandlung.

Die Literatur über den Schlafentzug zeigt recht eindeutige Verbesserungen der Schlafqualität nach Schlafentzug in der Erholungsnacht, wobei Borbely 2 Basisnächte mit 2 Erholungsnächten vergleicht und dabei eine verbesserte Totalschlafzeit, herabgesetzte Aufwachzeiten, Abnahme von Schlafstadium 1, Zunahme von Stadium 3, 4, eine verkürzte Latenz S1, S2 und S3 findet (Borbely 1982). Auch in seiner Power-Density-Auswertung war in der ersten Erholungsnacht das Delta-Band signifikant höher als in der Basiskondition.

Studien bei manischen Patienten fehlen fast vollständig, lediglich hypomanische Patienten wurden bisher ausführlicher untersucht, wobei vor allem das Fehlen von typischen Schlafstörungen berichtet wird (Akiskal u. Lemmi 1983). In einer Studie mit manischen Patienten zeigt sich ein ähnliches Bild, keine der typischen depressiven Schlafstörungen (kurze REM-Latenz, verringerter Delta-Schlaf, vermehrte REM-density) können gemessen werden, lediglich Kontinuitätsstörungen werden festgestellt, ansonsten ähnelt der Schlaf den gesunden Kontrollen (Linkowski et al. 1986).

2.6.2.1 Geläufige Modelle von Schlaf- und anderen neurobiologischen Variablen der Depression

Verglichen mit Kontrollpersonen mittleren Alters, die eine REM-Latenz von 80 min zeigen, findet man bei depressiven Patienten typischerweise REM-Latenzen von 40–50 min. Die Patienten zeigen eine verlängerte Dauer der ersten REM-Periode und mehr REM-Schlaf in der 1. Nachtperiode, mehr „rapid eye movements" pro Minute (erhöhte REM-density) und weniger Delta-Schlaf. Atypisch depressive Patienten zeigen die kurze REM-Latenz, aber normale Stadium-4-Werte (Gillin u. Borbely 1985).

Der totale Schlafentzug hilft 60% der Patienten, allerdings ist der antidepressive Effekt von kurzer Dauer und kann schon durch eine Kurzschlafepisode („Nickerchen") zunichte gemacht werden (Wiegand et al. 1987).

Aus all den gesagten Einzelergebnissen lassen sich unter Berücksichtigung des zirkadianen Schlaf-Wach-Zyklus und des Ruhe-Aktivitäts-Zyklus, die dem suprachiasmatischen Nukleus und dem vorderen Hypothalamus unterstehen, sowie der Berücksichtigung, daß der ultradiane Non-REM-Zyklus vom pontinen Tegmentum gesteuert wird und unter Einbeziehung des zirkadianen Kortisol- und Temperaturrhythmus, der z.T. gekoppelt ist (im Detail s. Abschn. 2.6.5) folgende Hypothesen ableiten (Gillin u. Borbely 1985).

2.6.2.2 Die cholinerge-aminerge Hypothese

Diese basiert auf dem Konzept, daß der REM-Schlaf durch zentrale, cholinerge Muskarin-Neurotransmission in Gang gesetzt und möglicherweise durch aminerge Neurotransmission (Norepinephrin, Serotonin) inhibiert wird.

Experimentell gestützt durch die Feststellung, daß die REM-Latenz mit Physiostigmin (Anticholinesterase, intravenös) verkürzt und mit Scopalamin (cholinerger Antagnonist) verlängert werden kann. Eher entkräftet durch die Tatsache, daß Schlafentzug keine nennenswerte Effekte auf die genannte Neurotransmission hat.

Eine depressive Stimmungslage kann durch Physiostigmin-, Arecolin-, Reserpin- sowie Aminverminderung ausgelöst werden. Gängige Antidepressiva verzögern und unterdrücken den REM-Schlaf.

2.6.2.3 Die Phasenvorverlagerungs-Hypothese

Kronauer et al. (1982) betonen, daß der Schlaf-Wach-Zyklus durch die wechselseitige Interaktion zweier Oszillatoren zustandekommt: einem starken, der den zirkadianen Rhythmus von Temperatur, Kortisol und REM-Schlaf steuert und einem schwachen, der den Non-REM-Schlaf festsetzt. Die Forscher stellen die Hypothese auf, daß der starke Oszillator in der Depression phasenvorverlagert sein soll.

Allerdings ist aus einer ersten kurzen REM-Latenz depressiver Patienten nicht zwangsweise abzuleiten, daß eine Phasenveränderung vorliegt, denn zu jeder Zeit, wenn Depressive ihren Schlaf beginnen, treten diese verkürzten REM-Latenzen auf.

Schulz u. Lund (1985) haben überhaupt die charakteristische Abflachung der zirkadianen Rhythmen in der Depression betont.

Unterstützt wird die Hypothese durch die Tatsache, daß Antidepressiva und Lithium einen phasenverlängernden Effekt haben.

2.6.2.4 Die S-Defizienz-Hypothese

Diese Hypothese postuliert, daß der Schlafdruck ein Ergebnis einer Kombination von einem schlaf-wach-abhängigen Prozeß (Prozeß S) und einem zirkadianen abhängigen Prozeß (Prozeß C) ist.

Der Prozeß S steigt hypothetisch exponentiell mit der Dauer der Wachzeit. Der zirkadiane Prozeß C wird hypothetisch als am höchsten in den frühen Morgenstunden angenommen und am niedrigsten in den späten Nachmittagsstunden. Um 180 Grad verschoben verläuft der Körpertemperaturrhythmus.

Es wird postuliert, daß der Prozeß S bei depressiven Patienten fehlt (Borbely 1982).

Der positive Effekt des partiellen und des totalen Schlafentzuges erklärt sich daraus, daß in dieser Situation der Prozeß S die Chance einer Restitution erhält.

Hofdakker u. Beersma (1985) beschäftigten sich weiter mathematisch mit diesem Modell und fanden die zu den Schlafexperimenten am besten passenden theoretischen Implikationen dahingehend, daß sie formulierten: Bei depressiven Patienten handelt es sich um einen verminderten Wiederaufbauprozeß S während der Wachzeit und um vermehrten Zufalls-„Lärm" bei Prozeß C (Beersma et al. 1985).

Die einzige Studie, die sich mit Schlaf und Licht beschäftigt, allerdings ebenfalls ohne polysomnographische Datenerhebung, wurde in Norwegen bei den Mitt-Winterinsomnien durchgeführt. Dabei wird angenommen, daß es sich bei dieser Insomnieform um eine Phasennachverschiebung des Schlaf-Wach-Zyklus handelt, weil der Zeitgebereffekt von normalem Tageslicht zu dieser Zeit fehlt. Die Patienten wurden zwischen 7.30 Uhr und 8.30 Uhr für 5 aufeinanderfolgende Tage 2000–2500 Lux ausgesetzt. Eine signifikant verkürzte Schlaflatenz, eine geringe Verlängerung der Gesamtschlafzeit und eine signifikant verminderte Benommenheit am Abend wurden berichtet, verglichen zu einer Kontrollgruppe (ohne Lichtexposition) (Lingjaerde et al. 1985).

Eine weitere Studie, die 8 gesunde Probanden mit Schlaf-EEG untersucht, hat diese durch 3 Tage von 6.00 bis 9.00 Uhr früh entweder intensivem Licht oder Dämmerlicht ausgesetzt, und es zeigte sich, daß die Schlafdauer nach intensivem Licht signifikant kürzer und ein früherer Anstieg der Körpertemperatur zu verzeichnen war (Dijk et al. 1987).

Bezüglich der Fragestellung, welche Wirkungen intensives Licht bei gesunden Kontrollpersonen verglichen mit depressiven Patienten zeigt, läßt sich keinerlei weitere Präzision formulieren, weil keinerlei Vordaten existieren. Die erstmalige Beschreibung der polysomnographischen Daten wird ein wertvoller Hinweis auf die Wirkungsweise von intensivem Licht sein.

2.6.3 Psychometrische Erhebungen

Die noopsychischen Leistungen erscheinen bei depressiven Patienten im allgemeinen reduziert:

Das Denken, Vorstellen und Phantasieren sind erschwert und vom Inhalt her deutlich ärmer. Die Vigilität ist herabgesetzt, die Tenazität bei einer negativen Tönung erhöht, die Auffassung wie auch die Aufmerksamkeit beeinträchtigt.

Unter den Gedächtnisfunktionen sind besonders die Kurzzeit- und Zwischenspeicher gestört. Diese Leistungseinbußen können durch Anstrengung relativ gut behoben werden und treten daher in Tests oft nicht in Erscheinung (Berner 1982). Wie alle physiologischen und psychischen Funktionen ist die Vigilanz auch einem zirkadian regulierten Einfluß unterworfen (Head 1923), der von einem zirkadianen Multioszillatorsystem kontrolliert wird (Wever 1979). Der

Terminus „Vigilanz" wird benutzt, um Quantität und Qualität von Leistung in verschiedenen psychometrischen Tests (alphabetischer Durchstreichtest, Feinmotoriktest, Wiener Reaktionszeit-Apparat nach Grünberger (Grünberger et al. 1984), Archimedesspirale) zu charakterisieren (Grünberger 1977). Gleichzeitig wird dieser Terminus „Vigilanz" mittels Selbstbeurteilung von Wachheit, Müdigkeit und Befindlichkeit genauer erfaßt. Diese beiden Anteile von Vigilanz müssen nicht zwangsläufig korrelieren und auch nicht an biologische Rhythmen wie Schlaf-Wach-Rhythmus und Körpertemperaturtagesgang gekoppelt sein (Wever u. Wildgruber 1985; Gallassi et al. 1985).

Einfache Leistungstests, wie z.B. der alphabetische Durchstreichtest, sollen mit dem Temperaturtagesgang in Phase laufen, auch die selbst beurteilte Wachheit soll diese Synchronisation zeigen. Komplexere Tests sowie logische Schlußfolgerungen sollen dem Körpertemperaturtagesgang gegensinnig oszillieren. Allerdings sind alle Aussagen bezüglich Minimum und Maximum an Leistung und die Amplitude als Maß für die tageszeitliche Veränderung unverläßlich, weil keine Daten während des Schlafens erhoben werden können, oder aber schwerwiegend in den Schlafzyklus eingegriffen wird, wenn die Probanden nachts geweckt werden (Wever u. Wildgruber 1985). Daher kann eigentlich nur angenommen werden, daß ein Vigilanzrhythmus existiert, der jedoch zwangsläufig nicht genau charakterisiert werden kann (Wever 1982).

Auch saisonale Änderungen im Verhalten wurden schon seit altersher beobachtet, jedoch wurde diesen Erscheinungen wenig medizinisches Interesse entgegengebracht.

Erst mit der Lichtbehandlung saisonal depressiver Patienten wurden gesunde Probanden besser dokumentiert in bezug auf physiologische, biochemische und hormonelle Messungen (Halberg et al. 1983).

Die saisonalen Schwankungen von Aggressionsdelikten, Konzeptionsraten und Suizidraten wurden von Aschoff (1981) beschrieben.

Allerdings dürften auch beim Gesunden „stabile" Persönlichkeitsmerkmale einen Jahresgang zeigen. Z.B. die nervösen psychosomatischen Symptome im Freiburger Persönlichkeitsinventar erreichten die höchsten Werte im Frühling mit dem Höchstgipfel im Mai und Juni. Die spontane Aggressivität zeigt den Gipfel im Herbst (Lacoste u. Wirz-Justice 1987).

Viele Experimente haben bis jetzt gezeigt, daß die Vigilanz sowohl synchronisiert zu anderen Rhythmen (Schlaf-Wach-Rhythmus, Temperaturtagesgang) laufen kann, oder intern desynchronisiert mit einer der Rhythmen synchronisiert läuft, z.B. entweder mit dem Schlaf-Wach-Rhythmus oder mit dem Körpertemperaturrhythmus, oder desynchronisiert von beiden. Außerdem zeigen sich verschiedene Synchronisationsbreiten für die verschiedenen Leistungstests je nach Komplexität. Verschiedene Freilaufperioden können verschiedenen Schwierigkeitsgraden der Leistungstests zugeordnet werden. Also können diese nicht durch die gleichen grundlegenden Mechanismen kontrolliert sein. Vielmehr muß ein multioszillatorisches Konzept in der Kontrolle der Vigilanz angenommen werden (Folkard et al. 1983).

Morphologische und frequenzanalytische Untersuchungen zeigen, daß die Organisation der wachen Ruheaktivität bei endogenen Depressionen eine charakteristische Abwandlung erfährt, die den Ausdruck einer leichten Vigilanzminderung darstellt.

Im spektralen Verhalten spiegeln sich diese Veränderungen in einer Frequenzverschiebung zugunsten langsamer 8–9 Hz Alpha- und benachbarten Thetakomponenten sowie einer Verminderung der dynamischen Variabilität wider (Bente 1973).

Wie systematische Längsschnittuntersuchungen bei mono- und bipolaren Erkrankungsformen während der depressiven Phase und im freien Intervall zeigen, bilden sich diese visuell und quantitativ faßbaren Verschiebungen nach Abklingen der Depression zurück, was einer Anhebung und Normalisierung des Vigilanzniveaus entspricht.

Yamaguchi et al. weisen darauf hin, daß diese beschriebenen Vigilanzverschiebungen vorzugsweise bei bipolaren Depressionen, Erkrankungen des mittleren Lebensalters und bei Verläufen mit größerer Phasenzahl und kürzerer Phasendauer zu finden sind. Diese Veränderungen treten also im Kernbereich endogener Depressionen auf (Yamaguchi et al., persönliche Mitteilung an D. Bente). Während spontan auftretende oder pharmakogen ausgelöste manische Affektverschiebungen zu einer Frequenzbeschleunigung der Grundaktivität um 1–2 Hz führen, treten beim Umschlag in die Depression gegenläufige Veränderungen mit abrupt einsetzender Verlangsamung, Spannungszunahme und diffuser Ausbreitung der Grundaktivität auf (Bente 1976).

Ebenso kann Schlafentzug zu einem passageren Anstieg schneller Wellen und zu einem Auftreten frequenzbeschleunigter Alpha-Wellen führen (Bente 1976).

Bente leitet daraus folgende Hypothese ab:

Diese defiziente, durch eine Akzentuierung inhibitorischer Vorgänge gekennzeichnete Einstellung des Vigilanzniveaus ist wahrscheinlich das psychophysiologisch relevante Substrat endogener Depressionen, das eine Erschwerung adaptiver Leistungen und kommunikativer Vollzüge bedingt und psychopathologisch im Phänomen der Hemmung sichtbar wird.

Die Fehleinstellung des Vigilanzniveaus erfolgt im Vorgang des Erwachens.

Bente subsumiert weiter: Wie wir heute wissen, ist der Wach-Schlaf-Zyklus des Erwachsenen, seine hirnelektrische und chronophysiologische Struktur keine primäre Funktionsgestalt. Er stellt vielmehr das Ergebnis eines komplexen, in bestimmten Etappen verlaufenden neuro- und psychophysiologischen Maturationsprozesses dar, der durch die Entwicklung der zentralnervösen Funktionen bestimmt wird, wahrscheinlich aber auch von umweltbedingten und sozialen Faktoren abhängig ist.

Neuere spektralanalytische Untersuchungen bestätigen diese Untersuchungen und kommen zum selben Schluß: Kontrollen und depressive Patienten zeigen unterschiedliche Vigilanzniveaus und verschiedene kognitive Strategien, um verbale Aufgaben zu lösen (Pockberger et al. 1985).

Diese Vigilanzveränderungen könnten eine verschobene Bereitschaft der neo-
kortikalen Areale, besonders frontal, zentral und parietal darstellen, diese aus der
Norm verschobene Aktivität wird durch geöffnete Augen noch weiter gestört.

Die Frage ob Stimmung Gedächtnis beeinflußt und umgekehrt, wird nicht
leicht beantwortbar sein, wobei Johnson u. Magaro (1987) zwei Wege gegensei-
tiger Beeinflussung herausstreichen:

1. Das aktivierte negative Selbstbildschema ist verantwortlich für die selektive
   Kodierung und Abrufung der Information in Abhängigkeit des Stimmungs-
   zustandes.
2. Stimmungskongruente Erinnerungsassoziationen sind das Resultat, indem
   diese zusammenpassende Stichworte bereitstellen.

Schwer depressive Patienten weisen charakteristische Störungen auf: insbesondere das gestörte Kurzzeitgedächtnis, die herabgesetzte psychomotorische Geschwindigkeit, nicht aber die Beeinträchtigung des Langzeitgedächtnisses. Sie
können schwer fokussieren und persevieren (Johnson u. Magaro 1987).

Interessanterweise zeigen EKT-Studien, daß die Gedächtnisleistungen nach
EKT (Elektroheilkrampftherapie) bei Besserung der depressiven Symptomatik
steigen und eine Korrelation zwischen Gedächtnisleistung und depressiver Stimmung besteht (Stromgren 1977).

Unsere Untersuchung galt nicht der Periode der einzelnen Leistungsparame-
ter, weil keinesfalls die Schlaf-Wach-Periodik verändert werden sollte, sondern
es sollte lediglich der Untersuchungszeitpunkt am Morgen (8.00 Uhr) unter dem
Einfluß von intensivem Licht oder partiellem Schlafentzug näher charakterisiert
werden. Über einen eventuellen Tagesgang kann nichts ausgesagt werden. Die
Fragen wurden nur auf Veränderungen in bezug auf die Art der therapeutischen
Intervention gerichtet und der Gruppenunterschied zwischen Probanden und Patienten untersucht (Lichttherapie oder Schlafentzugstherapie).

2.6.4 Hormonelle Tagesgangerhebungen

2.6.4.1 Kortisoltagesgang

In frühen biologisch-psychiatrischen Studien wurde immer wieder die Hypersekretion von Kortisol in endogen depressiven Patienten beschrieben (Caroll et al.
1976). In 24-h-Untersuchungen wurde beschrieben, daß die Zahl der sekretori-
schen Episoden zunimmt, ebenso wie die Zeit pro Tag, während der aktiv Kortisol
sezerniert wird (Sacher et al. 1973). Diese abnormen Befunde schienen nicht mit
klinischen Befunden vom Schweregrad der Erkrankung übereinzustimmen und
verschwanden meist nach Besserung der Psychopathologie.

Neuroendokrine Tests wie der Dexamethasontest wurden entwickelt und damit eine Vereinfachung der komplizierten 24-h-Blutproben in 1/2stündigen In-
tervallen zu erreichen versucht. Letztlich stellte sich aber heraus, daß diese Ergebnisse nicht zur Diagnosestellung – vielleicht sind sie ein Indikator für das

klinische Ansprechen (Nemeroff u. Evans 1984) – jedoch sicher nicht zur Charakterisierung des Kortisoltagesganges ausreichen (Feinberg et al. 1984; Linkowski et al. 1985).

Weitere Versuche wurden unternommen, nämlich den Kortisoltagesgang mit anderen Variablen zu korrelieren, um die Pathogenese depressiver Zustände besser zu erfassen.

24-h-Profile von Kortisol bei depressiven Patienten (major depressive disorder, Research Diagnostic Criteria) ergaben eine 3- bis 4stündige Phasenvorverschiebung des Minimalwertes, während die Akrophasen des Rhythmus normal synchronisiert waren und sich während der Therapie keine Änderung ergab (Linkowski et al. 1987). Gleichzeitig zeigten die Patienten abnorm kurze REM-Latenzen, Hyperkortisolismus, verfrühte ACTH-Minima, kürzere nächtliche Ruheperioden der Kortisolsekretion, HGH (Wachstumshormon)-Hypersekretion während der Wachphase und einen größeren Sekretionsgipfel vor und nicht nach Schlafeintritt.

Der nächtliche Anstieg der Kortisolsekretion, die für die Pathogenese der Depression eine Rolle spielen könnte, wurde berichtet (Wehr u. Goodwin 1983). Bei unipolar depressiven Patienten konnte die zirkadiane Vorverlagerung des Sekretionsminimums der ACTH-Kortisol-Sekretion bestätigt werden. Dabei dürfte es sich um ein früheres stilles Intervall der ACTH-Kortisol-Sekretion handeln. Bipolar depressive Patienten zeigten den identischen Trend, wobei die statistische Signifikanz im Vergleich zu Kontrollpersonen nicht erreicht wurde (Linkowski et al. 1985).

Bei diesen Untersuchungen wurde auch die Rolle des Alters beleuchtet, so daß nunmehr klar ist, daß Alter und Phasenposition korrelieren: je älter der Proband, desto früher das Kortisol-Sekretions-Minimum im Tagesgang (Linkowski et al. 1985; Sherman et al. 1985).

Eine negative Korrelation zwischen Alter und der Akrophase der Kortisolsekretion wurde beschrieben. Beim Tagesgang der Kortisolsekretion scheinen die Tiefst- und Höchstwerte sowie die Phasenposition altersabhängig zu sein.

Entgegen den früheren Studien scheint jedoch nicht die Zahl der Kortisol-Sekretions-Episoden erhöht zu sein, sondern das Ausmaß der Sekretion pro Episode (Linkowski et al. 1985).

Die Beziehung Kortisolsekretion zu Schlaf-Wach-Zyklus wurde ebenfalls ausführlich untersucht. Das Kortikosteroid-Plasma-Sekretionsmaximum wurde mit 1/2–2 h nach dem Erwachen beschrieben, wobei insgesamt die Kortisolsekretion in einem größeren Prozentsatz während des Schlafens, bezogen auf den Schlaf-Wach-Rhythmus, auftritt. Dabei ist die Sekretion in der zweiten Hälfte der Nacht größer als in der ersten Hälfte (Hellman et al. 1971; Alford et al. 1973). Eine signifikante Korrelation zwischen Kortisol-Plasma-Spiegel und REM- Schlaf wurde hergestellt, die jedoch ausschließlich aus der Tatsache herrühren könnte, daß REM-Schlaf und Kortisolsekretion in der zweiten Nachthälfte stärker auftreten. Weitzman et al. (1971) zeigte, daß eine 180° Schlaf-Wach-Zyklus-Umkehr nicht zu einer sofortigen Wiederherstellung des Kortisolzyklus führt, so daß die Assoziation der beiden Phänomene keine obligatorische sein dürfte. Ein inhibitorischer Effekt von Schlaf auf die Kortisolsekretion konnte auch zu Zeiten, in denen die Probanden normalerweise wach sind, gezeigt werden (Weitzman et al. 1983). Dennoch kann in den ersten 3–5 h nach Schlafbeginn eine initiale Sekretionsepisode von Kortisol beobachtet werden. Der Trigger dieser Sekretionsepisode könnte in der Periode zwischen erster und zweiter REM-Periode liegen, wobei die Länge der gesamten Non-REM-Schlafperiode zwischen erster und zweiter REM-Periode einschließlich Wachzeit signifikant zur Zeit des Kortisolanstieges korreliert sein dürfte (Kupfer et al. 1983). Bei gesunden Probanden beschrieb auch Jarrett den initialen Kortisolanstieg dahingehend, daß er zwischen erster und zweiter REM-Periode eintreten dürfte (Jarrett et al. 1983).

Born et al. (1986) beschrieben bei gesunden männlichen Probanden, daß REM mit Kortisolabfall während Wachheit und Stadium 1 eher mit ansteigenden Kortisolspiegeln korrelierte. Der erste starke Kortisolanstieg während des Schlafs zeigte sich unmittelbar bevor die langsamen Schlafwellen zunahmen. Dies läßt die Autoren schließen, daß SWS (slow wave sleep) den ersten wesentlichen nächtlichen Kortisolanstieg triggern.

Den Einfluß von 1 mg Dexamethason beschreibt eine Studie, in der im Doppelblindversuch gezeigt wurde, daß dieses synthetische Kortikosteroid zur Verminderung von REM und Stadium 4 bei gesunden Probanden führt (Fehm et al. 1986).

Die Schlafkontinuität dürfte auf die Sekretionshöhe von Kortisol keinen Einfluß haben, auch Schlafentzug scheint am Kortisolsekretionsmuster nichts zu ändern (Poland et al. 1972; Murawski u. Crabbe 1960).

Anatomisch gesehen, unterliegt die Kontrolle der meisten zirkadianen Rhythmen, einschließlich dem Hypophysen-Nebennieren-Rhythmus, dem ventralen Hypothalamus, mit wahrscheinlich einer spezifischen Beteiligung des suprachiasmatischen Nukleus (Moore 1979).

Das Schlafmuster, Ruhe und Aktivitätsphasen, Mahlzeiten, alle diese Faktoren haben einen wichtigen Einfluß auf den zeitlichen Ablauf des Kortisolrhythmus.

Weitzman et al. (1974) zeigten, daß ein Abfall der Kortisolkonzentration mit den ersten Stunden des Schlafes, unabhängig von der Tageszeit, zu welcher Zeit der Proband schläft, festgestellt wird. Daher dürfte die Zeit des Schlafbeginns ein wichtiger Faktor zur Synchronisation des zirkadianen Kortisolrhythmus sein. In der Studie von Sherman et al. (1985) konnte dieser Zusammenhang bestätigt werden. Ältere Leute, die früher zu Bett gehen und früher am Morgen erwachen, haben auch frühere Kortisol-Minimal-Sekretionswerte. Ebenso zeigt sich ein früherer Maximalwert verglichen mit jüngeren Probanden, die später zu Bett gehen und deren Kortisoltagessekretion später im zeitlichen Ablauf des 24-h-Tages auftritt.

Daher ist bei der Beurteilung des Kortisoltagesganges die Beziehung zur Einschlafzeit ein essentieller Faktor.

Die Phasenvorverlagerung des zirkadianen Kortisolrhythmus der depressiven Patienten ist ähnlich der, die bei älteren gesunden Probanden auftritt (Pfohl et al., im Druck).

Schlafstörungen sind ein wichtiges Charakteristikum depressiver Erkrankungen, und es ist interessant, daß bei alten Leuten ähnliche elektroenzephalographische Befunde, z.B. die verkürzte REM-Latenz, Verminderung der tiefen Schlafstadien und die häufigen Schlafunterbrechungen, auftreten. Nicht nur die Schlafparameter, auch der Temperaturtagesgang zeigt eine Beziehung zur gewählten Schlafenszeit und zur Schlafdauer (Czeisler et al. 1980).

Daher ist anzunehmen, daß die altersbedingte Phasenvorverlagerung ein wichtiger biologischer Rhythmus ist und nicht nur eine willkürlich und freiwillig gewählte Zeit des Zubettgehens widerspiegelt, sondern eine fundamentale biologische Änderung beinhaltet (Sherman et al. 1985).

Der Hyperkortisolismus depressiver Patienten könnte auf eine vermehrte Sensitivität der Nebennierenrinde schließen lassen (Amsterdam et al. 1983), wo vermehrt Kortisol auf exogenes ACTH ausgeschüttet wird. Eine verminderte ACTH-Antwort, aber eine normale Kortisolantwort auf Kortikotropin-Releasing-Hormon unterstreicht diese Vermutung (Holsboer et al. 1984).

Die verstärkte episodische Kortisolantwort bei unverändertem ACTH weist in die gleiche Richtung (Linkowski et al. 1985).

Es wird auch versucht kognitive Störungen bei der Kortisolsekretion in Verbindung zu bringen. Die Leistung von Kontrollpersonen und der Nicht-Suppression im Dexamethasontest der depressiven Patienten korrelierte mit der Tiefe des semantischen Prozesses, während die Leistung der depressiven Patienten, die im Dexamethasontest eine Suppression zeigten, negativ mit dem Gefühl der Hoffnungslosigkeit korrelierte.

Dies spräche für die Idee die kognitive Funktion als sinnvolle Variante in der Definition depressiver Subtypen zu verwenden.

Studien, die die metabolischen und die Verhaltensfunktionen einbeziehen, insbesonders wichtige kognitive Aspekte, könnten Einsichten bringen in das Wesen affektiver Erkrankungen und kognitiver Prozesse (Silberman et al. 1985).

Ein weiterer noch immer vernachlässigter Aspekt sind infradiane Rhythmen, wie z.B. Jahresveränderungen.

Swade et al. (1987) beschrieben eine saisonale Varianz des Dexamethasonsuppressionstests, wobei die Kortisolkonzentration nach Dexamethason viel niedrigere Werte in den Wintermonaten (November bis Februar) ergab, als in den übrigen Monaten. Die Patienten waren vorwiegend unipolar und wurden nach RDC als „major depressive disorder" diagnostiziert. Aschoff beschrieb schon 1981 eine zirkaannuale Konzentrationsvariante bei Gesunden, was von Kathol 1985 bestätigt wurde.

Ob diese Variationen mit der unterschiedlichen Lichtmenge von Sommer- und Wintermonaten zusammenhängen oder durch Nahrung oder Temperatur bedingt sind, ist ungeklärt (Swade et al. 1987).

Depressive Patienten hingegen würden keinen Zirkaannualrhythmus in der freien Kortisolausscheidung im Harn zeigen (Kathol u. Gehris 1985).

Bei mittel- bis schwerkranken endogen depressiven Patienten wurde beschrieben, daß ein Zusammenhang zwischen agitierter Ängstlichkeit und erhöhter HPA (hypothalamo-pituitary-adrenal-corticol)-Aktivität besteht, insbesondere bei älteren Patienten (Rubin et al. 1987).

Die Ausführlichkeit der Vorbefunde und die gute Konsistenz bezüglich der Aussage, daß depressive Patienten einen Hyperkortisolismus aufweisen, der möglicherweise auch noch im Tagesgang, insbesondere im Tiefstwert, ein vorverlagertes Sekretionsminimum zeigt, läßt hoffen, daß in der Untersuchung depressiver Patienten, verglichen mit gesunden Probanden, deutliche Gruppenunterschiede bestätigt werden können, und daß vielleicht der Einfluß von intensivem Licht normalisierend auf die vorverlagerte Phasenposition wirkt. Die Abhängigkeit der Phasenposition von der Einschlafzeit wird berücksichtigt, weil die Untersuchung ein fix vorgegebenes 24-h-Schema mit festgelegten Schlafenszeiten (22.30 bis 6.00 Uhr) vorschreibt und damit der Fehler einer unterschiedlichen Einschlafzeit ausgeschaltet ist; außerdem wird dieser Einschlafzeitpunkt noch im Schlaf-EEG überprüft.

2.6.4.2 Melatonintagesgang

Sich mit Melatonin näher zu beschäftigen, liegt für einen Depressionsforscher mehrfach auf der Hand: Zunächst einmal ist es als Syntheseglied auf Serotonin interessant: als Hormon, das einen sehr klaren 24-h-Tagesgang zeigt und sehr gut intraindividuell replizierbar ist, ist es der genaueren Erforschung zugänglich. Es zeigen sich von Tag zu Tag und von Stunde zu Stunde stabile Sekretionskurven (Waldhauser u. Dietzel 1985). Diesen Aspekt der Rhythmizität, der gut beobachtbaren Replizierbarkeit der täglich wiederkehrenden Ähnlichkeit der Hormonausschüttung, unterstreicht die Zeitachse der Erkrankung „Depression". Die Zeitachse ist in dieser Erkrankung besonders wichtig, weil das Krankheitsbild phasisch verläuft, d.h. sowohl Tagesschwankungen mit abendlicher Remission aufweist, als auch eine jahreszeitlich unterschiedliche Verteilung der Suizide, der Klinikaufnahmeraten und dergleichen mehr beschrieben sind (Aschoff 1960; Jaspers 1973).

Noch in den frühen 50er Jahren wurde das Pinealorgan (Zirbeldrüse, Epiphysis cerebri) von der überwiegenden Zahl der Wissenschaftler als ein Rudiment der Evolution angesehen, obwohl bereits bedeutende Arbeitshypothesen über die mögliche Funktion vorlagen (Demisch 1987).

Die Isolierung und Strukturaufklärung von Melatonin durch Lerner et al. (1958) sowie die Entwicklung empfindlicher Meßtechniken für Melatonin (Wurtman et al. 1983) waren die Voraussetzung für die Fragestellung: Welche physiologische Funktion hat Melatonin beim Menschen?

Obwohl bisher wenig Sicheres bekannt ist, besteht Einigkeit darin, daß dieses Hormon ein endokrines Signal ist, welches die photoperiodische Licht-Dunkel-Exposition ausdrückt. Nicht nur für zirkadiane, sondern auch für jahresperiodische Rhythmen ist die Veränderung im Verhältnis von Licht und Dunkelheit bedeutend, welches in den gemäßigten Klimazonen ein wichtiger jahreszeitlicher Zeitgeber ist (Demisch 1987).

Das Pinealorgan ist in Begriffen der vergleichenden Anatomie eine extraretinale Komponente photoneuroendokriner Systeme und an der Kontrolle autonomer Funktionen beteiligt, die auf Veränderungen der Umweltbedingungen und Umgebungsreize reagieren.

Das einzige identifizierte Hormon der Zirbeldrüse ist Melatonin, das von der Photoperiode abhängig sezerniert wird und über Induktion der entsprechenden Photoperiode antigonadotrop ist (Reiter 1978). Ein komplexes Regulationssystem generiert einen präzisen zirkadianen Rhythmus der Melatoninsekretion. Exogenes Melatonin ist nur zu bestimmten Tageszeiten wirksam, d.h. ein zweiter Rhythmus, nämlich die Ansprechbarkeit auf Melatonin betreffend, existiert zirkadian organisiert. Die Phasenposition dieser beiden Rhythmen, nämlich des Melatoninrhythmus und der Melatoninsensitivität, ist wahrscheinlich durch das Umgebungslicht kontrolliert (Reiter 1985). Neben täglichen Variationen der Lichtintensität gibt es Variationen der Tageslänge, also jahreszeitliche Variationen, die je nach Breitengrad zum Äquator abnehmen und zu den Polen hin beträchtlich zunehmen. Die Menschen sind nun die einzigen Lebewesen, die durch künstliche Beleuchtung die photoperiodische Umgebung verändern können. In dieser Hinsicht hat der Mensch die saisonalen Schwankungen überwunden, weil eine recht stabile Umgebung mit etwa 15–17 h Licht (teils natürliches, teils künstliches) entstanden ist.

Es ist wesentlich, daß Säugetiere, einschließlich dem Menschen, ihre Physiologie den Änderungen der Photoperiode anpassen und daß ein Organ, die Zirbeldrüse, diese Anpassung ermöglicht. Ihre Aktivität, so zur Zeit der Wissensstand, ist eng an die Licht/Dunkel-Rhythmizität gebunden.

Nach der Transduktion der Photoenergie in einem neuralen Impuls im Auge wird das nervöse Signal in die Zirbeldrüse mittels eines komplexen neuronalen Netzwerkes fortgeleitet (Korf et al. 1984). In der Zirbeldrüse wird das Signal wieder in ein chemisches Agens oder in ein Hormon umgesetzt, das dann sezerniert wird und Einfluß auf eine Reihe anderer Organe nimmt (Reiter 1980; Johnson 1982).

Die Melatoninproduktion erfolgt hauptsächlich nachts (Quay 1964). Vermittelt durch den retinohypothalamischen Trakt synchronisiert der Licht-Dunkel-Zyklus den endogénen Zeitgeber, der im suprachiasmatischen Nukleus des Hypothalamus sitzt, präzise zur geophysischen Tageszeit, und ein charakteristischer nächtlicher Melatoninanstieg und Melatoninabfall während des Tages resultiert daraus (Moore u. Eichler 1972).

2.6.4.3 Physiologische Funktion des Melatonins

Außer der Licht-Dunkel-Exposition als Zeitgeber für die rhythmische Melatoninproduktion sind beim Menschen das Lebensalter und die Unterernährung als beeinflussende Faktoren beschrieben worden (Vaughan 1984). Da die nächtliche Melatoninproduktion vor allem in der präpubertären Entwicklung abnimmt, sehen einige Autoren darin einen Hinweis für eine inhibitorische Wirkung des Hormons auf die sexuelle Reifung beim Menschen (Waldhauser u. Dietzel 1985). Daher ist es denkbar, daß Melatonin beim Menschen nur innerhalb eines Lebensabschnitts bis zum Ende der Pubertät eine antigonadotrope Wirkung ausüben kann. Es könnte sich auch um einen Index für das Altern des Gehirns handeln, insbesondere könnte eine Verminderung die schwindende Amplitude der Rhythmen erklären, die im Senium auftritt (Nair et al. 1986; Sack et al. 1986).

Melatonin könnte auch als Mediator zirkadianer Variation von Schlaf und Schläfrigkeit beim Menschen fungieren. Melatonin wirft auf Rezeptoren im Gehirn, vor allem im Hypothalamus, wo es einige „second-messenger", z.B. zyklische Nukleotide, Prostaglandine und Kalzium beeinflußt. Allerdings ist der primäre Mechanismus der Wirkweise im Gehirn unbekannt (Rosenstein u. Cardinali 1986). Eine Melatoninbehandlung soll vor allem den GABA-Stoffwechsel (Gamma-amino-butter-säure) erhöhen, insbesondere im Hypothalamus und in der Glandula pinealis.

Auch andere Indole der Zirbeldrüse kommen als Neuromodulatoren oder Hormone in Frage, z.B. Hydroxytryptophol (Foley et al. 1986).

Die Tatsache, daß neben der Aufgabe als neuroendokrines Organ direkte Pinealozytenprojektionen ins Gehirn bestehen, läßt auf eine Transmitterfunktion auf neuronaler Basis schließen (Korf et al. 1986). Möglicherweise werden Informationen über die tägliche Rhythmizität weitergeleitet.

Es fehlen jedoch Untersuchungen über den Melatonineinfluß auf den Schlaf chronisch schlafgestörter Patienten. Bisher wurden die Ziel- und Wirkorte des Melatonins weder im Gehirn noch in peripheren Organen und Körperteilen genügend charakterisiert.

2.6.4.4 Melatonin und Depressionsforschung

Der Melatonintagesgang kann beim Menschen durch intensives Licht beeinflußt werden: innerhalb von einer halben Stunde sollen 2500 Lux einen Abfall der Melatoninproduktion bis auf Tageswerte bewirken, wenn Probanden um 2.00 Uhr früh dieser Lichthelligkeit ausgesetzt werden (Lewy et al. 1980).

Intensives Licht geringer Intensität, nämlich von 500 Lux, das die Melatoninsekretion normaler Kontrollpersonen nicht verändert, ist bei depressiven Patienten, auch im Intervall der Erkrankung, in der Lage, die nächtliche Melatoninsekretion zu unterdrücken. Das heißt, eine charakteristische Variable für depressive Patienten, auch im Intervall, ein sog. „trait-marker", scheint hier vorzuliegen (Lewy et al. 1981; Lewy et al. 1985).

Allerdings liegen neue Ergebnisse vor, daß bei gesunden jungen Probanden bereits eine Melatoninsuppression mit 500 Lux möglich ist. Allerdings wurden diese Probanden schon eine halbe Stunde nach Mitternacht geweckt und dem Licht ausgesetzt, im Gegensatz zur Studie von Lewy, der seine Probanden um 2.00 Uhr früh weckte (Bojkowski et al. 1987).

Die Melatoninsekretion soll nun bei depressiven Patienten vermindert (Wetterberg et al. 1979; Mendlewicz et al. 1980), bei manischen Patienten erhöht sein

(Lewy et al. 1979) und möglicherweise eine veränderte ß-adrenerge Rezeptor-
aktivität widerspiegeln (Wetterberg et al. 1981), weil gleichzeitig die Kortisolsekretion erhöht ist. Diese Befunde des verminderten Melatonins bei gleichzeitiger
Kortisolhypersekretion wurden auch bei schizophrenen Patienten gefunden (Ferrier et al. 1982), die vielleicht auch eine affektive Symptomatologie im Sinne
einer schizoaffektiven Zuordnung aufwiesen (Wetterberg et al. 1982).

Andere Faktoren, die die Melatoninsekretion beeinflussen könnten, wurden
im Anschluß an diese Befunde diskutiert: Alter (Touitou et al. 1981), Medikamente, z.B. ß-adrenerge Rezeptorenblocker (Hanssen et al. 1977), orale Kontrazeptiva (Tapp et al. 1980), Chlorpromazine (Smith et al. 1979), Körpergewicht
und Größe – je größer der Proband, desto geringer die nächtliche Melatoninsekretion (Beck-Friis et al. 1984; Arendt et al. 1982). Körperliche Anstrengung
(Radfahr-Ergometertest über 1 h Dauer) schlug sich bei gesunden weiblichen
Probanden in einem Anstieg an Melatonin während des Tests nieder, dies ist insbesondere deshalb bemerkenswert, weil es zu Fertilitätsdysfunktionen bei weiblichen Athleten kommt und ein Grund dafür der leistungsinduzierte Melatoninanstieg sein könnte (Carr et al. 1981).

Propanolol, als Vertreter der ß-adrenergen Rezeptorenblocker, ist z.B. in der
Lage, die nächtliche Melatoninsekretion gänzlich zu unterdrücken (Hanssen et
al. 1977).

Clonidin reduziert den Plasma-Melatonin-Spiegel, während Desmethylimi-
pramin die Melatoninproduktion erhöht (Lewy et al. 1986; Sack u. Lewy 1986).

Das Antidepressivum Fluvoxamin kann die Phase der Melatoninsekretion
verzögern, während bei Probanden kein solcher Effekt mit Lithium gezeigt werden kann (Demisch et al. 1987; Grof et al. 1985).

Ein physiologischer Anstieg von nächtlicher Melatoninsekretion wurde bei
diabetischen Neuropathien beobachtet (O'Brien et al. 1986).

Destyrosyl-gamma-endorphin (DT E, LPH 62–77), ein natürlich vorkommen-
des Peptid hat z.B. einen stimulierenden Effekt auf Melatonin (Claustrat et al.
1981). Dieses Peptid erwies sich in einer Untersuchung als Antidepressivum mit
rasch einsetzender Wirksamkeit (Chazot et al. 1985). Diese melatoninstimulie-
rende Wirkung und der gleichzeitige antidepressive Effekt wird in dem Zusammenhang interessant, wenn man die Berichte des „low melatonin syndrome", also
der verminderten Melatoninsekretion bei depressiven Patienten, auch im luziden
Intervall heranzieht (Claustrat et al. 1984; Beck-Friis et al. 1985; Brown et al.
1985).

Die Autoren berichten, daß bei depressiven Patienten geringere Amplituden
der Melatoninsekretion auftreten als bei Gesunden. Die Phase der Akrophase
ist dabei nicht betroffen, es liegt keine Phasenverschiebung vor. Darüber hinaus
werden noch Zusammenhänge zur Kortisolsekretion gesehen, nämlich daß geringe Melatoninsekretion mit Hyperkortisolismus verknüpft sei (Claustrat et al.
1984; Beck-Friis et al. 1985).

Der Einfluß des Menstruationszyklus, der die Melatoninsekretion über die
Hypothalamus-Hypophysen-Ovarienachse moduliert und zu einem Abfall der

Melatoninsekretion während der Ovulation führt (Birau et al. 1981), wurde bei der obengenannten Untersuchung ausgeschlossen.

Brown et al. (1985) unterscheiden in ihrer Studie melancholische Patienten von nichtmelancholischen depressiven Patienten und finden das Syndrom der verminderten Melatoninsekretion nur bei den melancholischen Patienten, allerdings wurde nur ein einziger Wert, nämlich um 23.00 Uhr, analysiert, wobei die eigentliche Melatoninsekretion erst um diese Zeit beginnt. Als Erklärung ziehen Claustrat et al. (1985) die „tranquillisierende Rolle" der Glandula pinealis (Zirbeldrüse) heran, die eine Rolle in der Dysregulation neuroendokriner Variabler depressiver Patienten spielen dürfte. Beck-Friis dagegen weist neben dem Zusammenhang zum Hyperkortisolismus, der seiner Meinung nach auf eine Hypersekretion des Kortikotropin-Releasing-Faktors (CRF) und auf eine daraus folgende stimulusinduzierte Hypophysendesensibilisierung schließen läßt, auf veränderte Tages- und Jahreszeitvariationen der depressiven Symptomatologie hin: Patienten mit depressiven Perioden im Sommer haben besonders ausgeprägt das verminderte Melatoninsekretionssyndrom. Außerdem hätten diese Patienten, die einen positiven Dexamethasontest haben, keine klare jahreszeitliche Inzidenz ihrer depressiven Erkrankung, während die mit negativem Dexamethasontest einen Trend zur Manifestation ihrer Depression im Frühling zeigen (Beck-Friis et al. 1985).

Jahreszeitliche Unterschiede bei gesunden Probanden wurden in Abhängigkeit vom Alter berichtet: Die Plasmamelatoninspiegel sind bei jungen Männern im Januar signifikant niedriger als im Juni, während bei den älteren Männern im Oktober die Werte signifikant geringer waren als im Januar/März (Touitou et al. 1984). Es könnte sich dabei um eine altersbedingte Sensitivitätssteigerung auf Licht handeln, oder aber um eine Verminderung der Anzahl der adrenergen Pinealozytenmembran-Rezeptoren oder der Verminderung der Ansprechbarkeit dieser Rezeptoren auf Norepinephrin, wie es bei alten Nagetieren der Fall ist (Reiter et al. 1980).

Saisonale Untersuchungen von Arendt et al. (1977) und Wirz-Justice u. Richter (1979) zeigten bimodale saisonale Rhythmen mit der geringsten Sekretion im Mai und Oktober und den höchsten Werten im Januar und Juli, allerdings wurden nur 2 Proben täglich bestimmt.

Auch die Aussage, die Touitou et al. (1984) bezüglich der Akrophase treffen, ist bedenklich, weil nur 4stündige Proben abgenommen wurden und über eine Phasenposition bei diesem methodischen Vorgehen nur wenig ausgesagt werden kann: sie meinen, daß die Länge des natürlichen Lichts (längere Tage im Sommer, kürzere im Winter) keine Rolle spielen dürfte, weil unabhängig von der Dämmerung die Akrophase um etwa 3.00 Uhr nachts auftritt. Noch dazu wird diese Aussage ohne genaue Kontrolle der Beleuchtungsverhältnisse während der Untersuchung gemacht. So unsicher die Daten hier bezüglich der Jahreszeit sind, insbesondere methodisch vage (zu geringe Kontrolle der Lichtverhältnisse, zu weite Abstände der Melatoninproben), so wichtig könnte der Jahres-Melatonin-Rhythmus für die saisonale Fluktuation und Inzidenz depressiver Erkrankungen sein (Arendt et al. 1977).

Die Untersuchungen an SAD (seasonal affective disorder)-Patienten und ihr Ansprechen auf die Phototherapie ergeben weitere Fragen, nämlich, ob es einen Zusammenhang zwischen Psychopathologie und Melatoninsekretion gibt. Licht, das in der Lage ist, Melatonin zu supprimieren, ist therapeutisch effektvoll, während Licht von geringerer Intensität, das Melatonin nicht supprimiert, nicht antidepressiv wirkt. Zunächst konnte gezeigt werden, daß ein positiver Lichteffekt mit exogener Melatoningabe wieder aufgehoben werden konnte; ein ß-adrenerger Blocker, Atenolol, der die Melatoninsekretion unterdrückt, erwies sich jedoch nicht als therapeutisch wirksam (Rosenthal et al. 1985).

Ein weiteres Ergebnis von Untersuchungen an SAD-Patienten, die mit Licht behandelt wurden, zeigte, daß der antidepressive Effekt der Phototherapie unabhängig von der Melatoninsuppression und nicht photoperiodisch bedingt war (Rosenthal et al. 1985). Als kausaler Faktor scheidet somit das Hormon Melatonin bei der depressiven Erkrankung für eine Erklärung aus. Ein weiterer schwer erklärbarer Punkt ist, daß depressive Patienten vom SAD-Typ ansprechen, gleichgültig ob Licht als „kurzer Tag", erste Lichtportion 3 h, 2 h geringe Lichtintensität, zweite Lichtportion nochmals 3 h oder als „langer Tag": erste Lichtportion 3 h, 9 h geringe Lichtintensität, zweite Lichtportion nochmals 3 h, also als Winter- oder Sommertag verabreicht wurde. Erstaunlich, weil nur die Methode des „langen Tages" imstande war, die Melatoninsekretion zu unterdrücken.

Bei der Untersuchung der SAD-Patienten im Hinblick auf ihre Melatoninsekretion wurde sichtbar, daß diese im Gegensatz zu Angaben vieler Autoren eher mehr Melatonin als weniger produzieren (Wirz-Justice u. Arendt 1979; Mendlewicz et al. 1980; Wetterberg 1983; Claustrat et al. 1984; Nair et al. 1984; Brown et al. 1985). Allerdings handelt es sich bei SAD-Patienten meist nicht um melancholische Patienten, dadurch sind diese Ergebnisse zumindest mit den Daten von Brown et al. im Einklang (Rosenthal et al. 1985).

Lewy et al. (1985) unterstrichen den phasenspezifischen Aspekt der Lichtbehandlung und zeigten, daß phasennachverschobene winterdepressive Patienten auf Morgenlicht ansprechen, während vielleicht phasenvorverschobene endogene depressive Zustände auf Abendlicht ansprechen könnten.

Eine Schweizer Studie mit SAD-Patienten wirft dann noch die Frage auf, wie intensiv Licht sein muß, weil in der Behandlungsgruppe mit geringer Lichtintensität (500 Lux) ebenfalls gute Behandlungserfolge erzielt wurden (Wirz-Justice et al. 1985).

In einer Doppelblinduntersuchung mit Melatonin konnte gezeigt werden, daß dieses Hormon imstande ist, die subjektiven Beschwerden des „Jet-lags" zu minimieren (Arendt et al. 1986).

Viele widersprüchliche Ergebnisse lassen den Spekulationen viel Raum und die Frage nach der Charakterisierung eines Melatonintagesganges depressiver Patienten im Vergleich zu gesunden Kontrollpersonen als essentiell erscheinen. Gleichzeitig scheint eine rationale Basis der Diskussion davon abzuhängen, ob Melatonin während der Lichtbehandlung verändert wird, in welcher Form, und ob ein Gruppenunterschied besteht. Dieser Frage ist diese vorliegende Studie nachgegangen, und es liegen erstmals Daten zu dieser Frage in ausreichender Dichte vor, um sowohl eine tageszeitliche, jahreszeitliche als auch phasenbezogene Aufklärung zu ermöglichen.

2.6.5 Temperaturtagesgänge

Säugetiere sind homöotherm. Sie können ihre Körpertemperatur innerhalb relativ konstanter Grenzen gleichhalten, auch wenn die Umgebungstemperatur wechselt. Allerdings ist die Körpertemperatur nicht vollkommen konstant, sondern zeigt einen auffallend regelmäßigen Tagesrhythmus (Aschoff 19855). Die Phase der maximalen Körpertemperatur tritt normalerweise während der aktiven Phase auf und die minimale Körpertemperatur während der Ruhephase.

Der endogene Rhythmus der Körpertemperatur unterliegt vielen verschiedenen exogenen Einflüssen. Licht z.B. hat einen direkten Effekt auf die Körpertemperatur. Man kann z.B. demonstrieren, daß, wenn Licht – gleichgültig zu welchem Zeitpunkt – gegeben wird (600 Lux), die Körpertemperatur während der subjektiven Nacht um mehr als 1°C ansteigt und während des subjektiven Tages um ca. 0,2°C (im Tierexperiment mit Primaten; Fuller et al. 1979). Dies macht deutlich, daß die endogene Amplitude des Körpertemperaturtagesganges z.T. direkt lichtabhängig ist und sich unter normalen geophysischen Bedingungen gleichsam von Licht verfälscht darstellt.

Erstaunlich ist, festzustellen, daß die Umgebungstemperatur beinahe keinen Einfluß auf den Körpertemperaturtagesgang hat, jedenfalls einen vernachlässigbar geringen im Vergleich zu dem Einfluß, den Licht hat (Aschoff et al. 1974).

Ein exogener Einfluß, nämlich die Nahrungsaufnahme, ist erwähnenswert, jedoch auch nicht groß (Wever 1979).

Muskelaktivität kann die Körpertemperatur heben, der normale Ruhe-Aktivitäts-Zyklus hat aber einen relativ geringen Einfluß auf den Temperaturrhythmus.

Die Thermoregulation wird vom Schlaf und von verschiedenen Schlafstadien beeinflußt (Glotzbach u. Heller 1976). Die Hauttemperatur folgt in ihrem Rhythmus dem Schlaf-Wach-Zyklus, während die rektale Körpertemperatur eine unabhängige Periodizität zeigt (Czeisler et al. 1977).

Unterscheidet man „Kurzschläfer" von „Langschläfern", dann zeigt sich, daß Schlafentzug den Tagesgang der Temperatur bei Langschläfern stark verändert, jedoch wenig Effekt bei Kurzschläfern sichtbar wird. Die Akrophasen persistieren bei Kurzschläfern, bei Langschläfern verschwinden sie nach Schlafentzug. Die subjektive Vigilanz und Stimmung war in dieser Studie insgesamt stärker dem Schlaf-Wach-Rhythmus korreliert als die Temperatur und die Herzfrequenz (Benoit et al. 1981).

Schlaf-Wach-Studien haben eine tägliche Variation der subjektiven und eine davon unterscheidbare objektive Schläfrigkeit beschrieben. Die schlimmste subjektive Schläfrigkeit tritt im Bereich des Tiefstwertes des Temperaturtagesganges auf, das Minimum der subjektiven Schläfrigkeit etwa 7 h vor dem Körpertemperaturmaximum (Monk 1987).

Die Leistungsgeschwindigkeit in einfachen wiederholenden Tests und Serientests ist am höchsten gemeinsam mit dem Temperaturgipfel am Abend. Kognitive Leistungstests werden am raschesten am späten Morgen gelöst, Kurzzeitgedächtnisaufgaben am frühen Morgen.

Der zirkadiane Rhythmus der subjektiven Schläfrigkeit scheint nicht einfach dem „Arousal-Rhythmus" parallel zum Temperaturtagesgang zu folgen, sondern ist eine komplexe Mischung zirkadianer Rhythmen. Es ist sicher ein Vorteil, denn eine totale einfache Kopplung wäre zu inflexibel, um mit Phasensprüngen oder mit schlaflosen Nächten, aus verschiedensten Gründen heraus, fertigzuwerden. Diese gemischte Kontrolle versetzt das Individuum in die Lage, die Zeit des Zubettgehens nach den verschiedensten sich verändernden Routineerfordernissen richten zu können (Monk 1987).

Interessant auch eine Studie, die eine Korrelation zwischen Lichtempfindlichkeit und Temperaturrhythmus fand, wobei in Abhängigkeit vom Temperaturzyklus verschiedene Helligkeitsstufen unterschieden werden können (Bassi u. Powers 1986).

In Freilaufuntersuchungen konnte immer wieder eine „innere Desynchronisation" zum Schlaf-Wach-Rhythmus beobachtet werden, und diese innere Desynchronisation, also das Auseinanderbrechen der Körpertemperatur, die mit einer eigenen Periode läuft, vom Schlaf-Wach-Rhythmus, der ebenfalls eine andere, eigene Periodik entwickelt, wurde mit verschiedenen Komponenten wie Neurotizismusgrad, Schichtarbeitstauglichkeit, Depressivität und Schlafstörungen in Verbindung gebracht (Wever 1979).

Auch jahreszeitliche Schwankungen im Temperaturrhythmus wurden beschrieben. Die rektale Körpertemperaturperiode stellte sich im März/April kürzer dar, als im Juli/August (Wirz-Justice et al. 1984).

Dem Phänomen der inneren Desynchronisation maß besonders Pflug viel Bedeutung bei und beschrieb beispielsweise, daß ein bipolarer Patient einen normalen 24-h-Temperaturtagesgang hatte, jedoch die Exkretion von (MHPG) und Vanillinmandelsäure (VMA) in Depressiven von diesem Temperaturrhythmus desynchronisiert war (Pflug et al. 1982).

Eine Fallstudie einer manisch depressiven Patientin von Pflug zeigte bei oraler, 3stündiger Messung der Körpertemperatur, daß diese an depressiven Tagen höhere mittlere Temperaturwerte und ein früheres Temperaturmaximum im Tagesgang als an gesunden Tagen hatte (Pflug et al. 1976).

Eine Studie mit 9 endogen depressiven Patienten und 12 Kontrollpersonen erbrachte, daß die Patienten höhere nächtliche Temperaturwerte und eine verminderte 24-h-Amplitude hatten. Es ergab sich kein Hinweis auf ein früheres Temperaturminimum, jedoch hatten 4 von 7 Patienten während der Depression ein früheres Minimum als nach der Genesung (Avery et al. 1982).

Sämtliche Studien allerdings geben keine genauen Beleuchtungsverhältnisse an, und die Abstände der Messungen sind sehr groß, die Messungen z.T. oral, und somit kann außer den Freilaufuntersuchungen von Wever (1979) mit gesunden Probanden wenig Schlüssiges für eine Gruppe depressiver Patienten ausgesagt werden.

Das Ziel der vorliegenden Untersuchung war es unter anderem, unter standardisierten Beleuchtungsbedingungen Normwerte für den Temperaturtagesgang und einen genauen Tagesgang bei depressiven Patienten zu erarbeiten und zu den gleichen standardisierten Bedingungen zu beschreiben, weil zu diesen Fragen bisher noch keine Ergebnisse vorliegen.

3 Methodik

3.1 Probanden

Mittels Tageszeitungsinserate wurden Frauen zwischen 20 und 60 Jahren gesucht, die gesund und medikamentenfrei waren und sich bereiterklärten, an einem Forschungsprojekt ohne Medikamente (Zeiterfordernis 2 Wochen in 2 Teilen, getrennt durch 4 Wochen) – teilzunehmen.

Es meldeten sich vorwiegend jüngere Damen bis etwa 35 Jahre. Die wenigen älteren (über 35 Jahre), ca. 10% der insgesamt 150 Meldungen, mußten wegen gynäkologischer (z.B. Pilleneinnahme, Dysmenorrhoe, Vorerkrankungen, z.B. Tubargravidität) oder interner (z.B. Hypotonie, Struma) Erkrankungen ausgeschlossen werden. In der Gruppe der verbleibenden 140 unter 35jährigen fielen 50% wegen Nikotinkonsums aus. Die verbleibenden 70 wurden genauestens psychiatrisch, neurologisch und intern untersucht. Ebenso wurden eine augenärztliche Untersuchung und ein psychologischer Test durchgeführt. 7 Teilnehmerinnen wurden ausgeschlossen wegen psychiatrischer Erkrankungen bei Verwandten 1. Grades (chronischer Alkoholismus, depressive Erkrankungen, Suizide). 3 Teilnehmerinnen hatten hypotone Blutdruckwerte. 20 Teilnehmerinnen fielen in den psychologischen Tests (*Raven, Benton, Gießen, Frankfurter Beschwerdefragebogen* nach Süllwold nicht in den Normbereich. 4 zeigten, trotz gegenteiliger mündlicher Angaben, in bei den 70 Teilnehmerinnen durchgeführten Harn-Drogen-Tests auf Opium, Methadon, Kokainmetaboliten, Amphetamine, Barbiturate, Benzodiazepine (Metaboliten), positive Ergebnisse.

12 Probanden zeigten auffällige Ergebnisse in Labortests: Serumeinzelanalysen: Glukose, Hs, CPK, S. Phtase, yu gt, Na, K, Cl, Lithium, hämat. Untersuchungen, Kl. BB: Ery, Leuko, Hk, Hb, MCH, MCV, Thrombo, Diff. BB, Neutroph. (Stab, Seg), Lympho, Mono, Eosino, Baso, biochem. Profil (anorg. Phtase), Ca, BUN, Kr, Bili, alk.-Pht., TG, LDH, GPT, GOT, Chol.

Harnmehrfachbestimmungen, pH, Nitrit, EW, Gluk., Keton, Urobilinogen, Bili, okkultes Blut Harnsed. (quant. bei pos. Ergebnissen) Ery, Leuko, Epithelzellen, Zylinder, Harnfil., Urate, Oxalate, bakt. Schilddrüsenhormonbestimmungen (T3, T4, ETI), 10 davon Harnwegsinfekte und 2 fragliche Hyperthyreosen.

Von den verbleibenden 24 gesunden Probanden wurden diejenigen bevorzugt, die an der wissenschaftlichen Materie interessiert und die zeitlich am leichtesten verfügbar waren. Von den ausgewählten 10 Probanden mußte lediglich eine Probandin frühzeitig aus dem Projekt ausscheiden, weil eine interkurrente Erkältung auftrat. Alle übrigen konnten ohne Probleme wie vorgesehen untersucht werden. Die eine erkrankte Probandin wurde aus dem Projekt genommen und durch die 11. der 24 gesunden Probanden ersetzt. Bei allen im Protokoll verbliebenen und zur Auswertung gelangten Probandinnen wurde zu Beginn der stationären Aufnahme nochmals eine vollkommene Laboranalyse, ein Drogentest und ein interner, neurologischer und psychiatrischer Status erhoben. Gleichzeitig wurde auch ein freiwilliger Aufnahmestatus festgehalten und ein Merkblatt von den Probanden unterschrieben, das folgenden Inhalt hatte:

Merkblatt
1. Der Proband wurde über die Biorhythmusuntersuchung in zwei Blöcken zu je 5 Tagen und 5 Nächten von Montag 7.30 Uhr bis Samstag 7.30 Uhr aufgeklärt.
2. Keine Medikation vor und während der Untersuchung, Überprüfung durch Harnanalysen.
3. Das Verhalten der Station wie bei normalem Stationsbetrieb eines Patienten (Verlassen der Station nur wenn es erlaubt ist, Besuch nur in der Besuchszeit und wenn der Stationsbetrieb dadurch nicht gestört ist).
4. Einhalten der Ruhezeit von 22.30 Uhr bis 6.00 Uhr.
5. In der Nacht wird der Schlaf durch das EEG überprüft, die Temperatur wird rektal gemessen, und Blutveränderungen der Hormone werden durch einen Dauerblutkatheter festgestellt.
6. Während des Tages wird die Psychopathologie und die Physiologie durch Tests und Blutabnahmen bestimmt, gleichzeitig rektale Temperatur gemessen.

Demnach handelte es sich bei unseren Probanden um vollkommen gesunde Frauen. Medikamentenfreie Personen, die nicht rauchten und deren Lebensalter zwischen 21 und 29 Jahren lag (Mittelwert 24,2 Jahre), mit einem Gewicht von 50–72 kg (Mittelwert 60,1 kg) und einer Körpergröße von 156–172 cm (Mittelwert 166,1 cm). Medikamente, insbesonders keine psychoaktiven und keine Kontrazeptiva, waren 3 Monate vor und/oder während der Dauer der Studie nicht zugelassen.

Eine schriftliche Zustimmung wurde bei Beginn der Studie eingeholt.

Der Mittelwert bezüglich Alter der Probanden betrug 24,2 Jahre, während die Patienten, entsprechend einer Kerngruppe Depressiver bezüglich Alter deutlich darüber lagen, nämlich bei 44,9 Jahren. Dieser Nachteil mußte in Kauf genommen werden, weil die außerordentliche Zeitaufwendigkeit der Studie dazu führte, daß keine gesunden Probanden in der angegebenen Altersklasse zur Verfügung gestanden hätten.

Lediglich Frauen, die sozial nicht voll integriert, oder erst kurz nach einer schweren Erkrankung waren, hätten für die Studie gewonnen werden können.

Die strengen gesundheitlichen Auswahlkriterien wurden zuungunsten der Altersverteilung bevorzugt. Dies erscheint in mehrerer Hinsicht sinnvoll: die Hauptaussagen können in diesem Forschungsdesign durch den intraindividuellen Vergleich, also dem Vergleich *Basiswert – Wertanalyse während der Behandlung – Wertanalyse nach der Behandlung* gewonnen werden. Weitere Hauptaussagen können im Vergleich partieller Schlafentzug – Lichttherapie gemacht werden, wobei dieser Vergleich in der Probandengruppe untersucht wird und dabei sogar die identischen Personen verglichen werden können. Die unterschiedliche Altersverteilung hat auf die psychometrischen Tests, die Schlafvariablen und den Temperaturtagesgang in diesen Altersbereichen (24,2 Jahre versus 44,9 Jahre) keinen nennenswerten Einfluß (Aschoff 1981). Die Absolutwerte von Kortisol könnten verfälscht werden, allerdings ist dies in dieser Altersgruppe mit hoher Wahrscheinlichkeit nicht zu erwarten. Die Ergebnisse der Kortisolwerte zeigen auch die in der Literatur sehr gut dokumentierten und replizierten erhöhten Kortisolwerte der depressiven Patienten (s. Abschnitt 4.6).

Melatonin betreffend wäre am ehesten – auch in dieser Altersklasse (44,9 Jahre) sehr unwahrscheinlich – eine altersbedingte Mindersekretion zu erwarten gewesen. Die Interpretation wäre schwierig gewesen, weil keinesfalls ein Konsens besteht, ob bei Depressiven eine Mindersekretion vorliegt oder nicht. Um so unproblematischer ist die Interpretation der vorliegenden Ergebnisse, nämlich keinerlei Unterschiedlichkeit der Melatoninsekretionsmenge (s. Abschn. 4.6).

Für Melatonin gilt allerdings insbesondere, daß interindividuell wenig und über Absoluthöhen fast überhaupt nichts ausgesagt werden kann, weil keine Normalsekretionshöhe definiert ist und nicht aus einer Mindersekretion ein pathologischer Befund geschlossen werden kann (Waldhauser u. Dietzel 1985). *Lediglich der intraindividuelle Vergleich läßt vorsichtige Schlüsse zu.*

Die Aufnahme der Probanden erfolgte in der ersten Hälfte des Menstruationszyklus, um eventuelle zyklusbedingte Schwankungen auszuschließen.

Bei Aufnahme auf die Station wurden die Probanden mit der Hausordnung vertraut gemacht, insbesondere damit, daß sie sich genau wie die Patienten frei im psychiatrischen Areal aufhalten konnten und der Tagesablauf folgendermaßen organisiert ist:

Frühstück: 7.00 Uhr; 2. Frühstück: 9.00 Uhr; Mittagessen 12.00 Uhr; Abendessen 17.00 Uhr. Kaffee oder Tee sind nicht erlaubt. Besuche können zwischen 14.00 und 19.00 Uhr empfangen werden. Nach dem Aufstehen kann ein Duschbad genommen werden. Tagsüber waren keinerlei „Nickerchen" erlaubt, und die Probanden wurden nachdrücklich angewiesen, sich tagsüber nicht im Bett aufzuhalten. Es stand ein Tagesraum zur Verfügung, wo sie handarbeiten, lesen, TV und Radio benützen konnten.

Nachtlampen waren nicht erlaubt.

Um 21.00 Uhr wurden dann die Probanden ins Schlaflabor geführt und die Elektroden zur EEG-Ableitung geklebt. Um ca. 21.30 Uhr kamen sie wieder in die Station zurück. Um 22.30 Uhr wurde die Beleuchtung abgedreht, und die Probanden legten sich schlafen. Um 6.00 Uhr früh wurden sie geweckt. Die Probanden blieben kontinuierlich 5 Tage auf der psychiatrischen Frauenstation (Abb. 1a, b).

Nach zwei Adaptionstagen (A) wurden 3 Tage, d.h. drei aufeinanderfolgende 24-h-Perioden aufgezeichnet mit Polysomnographie, Temperatursonde und Blutabnahmen, sowie psychopatholische und psychometrische Untersuchungen durchgeführt; diese einzelnen Variablen werden noch im Detail beschrieben (s. Abschn. 3.3). Die erste 24-h-Periode ist die Basisperiode (B), die zweite 24-h-Periode ist die Behandlungs- oder Interventionsperiode (I), wo im ersten Teil der

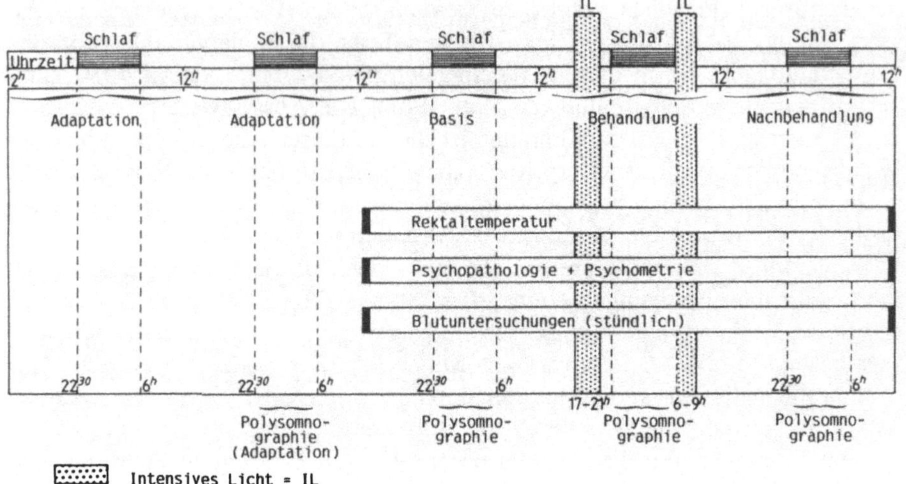

Abb. 1a. Methodik: 1. Lichtbehandlung, mehr als 1500 Lux Tageslicht-Neonröhren (Tungsram) (2700 Lux in Augenhöhe), für 10 Probanden und 10 Patienten

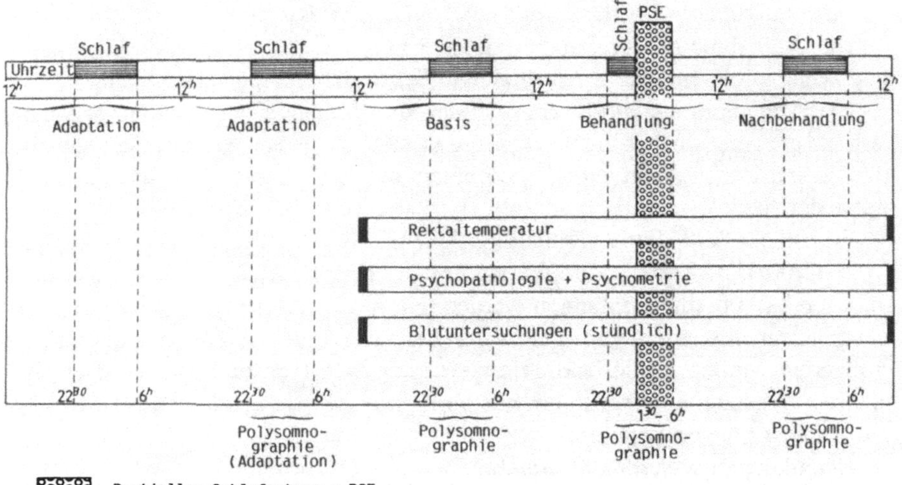

Abb. 1b. Methodik: 2. Partielle Schlafentzugsbehandlung, ab 1.30 Uhr keinerlei Schlaf bis zum nächsten Abend gestattet, für 10 Probanden

Stunde starkes Licht und im zweiten Teil, oder zufallsverteilt umgekehrt, ein partieller Schlafentzug als Behandlungsmethode gegeben wurden. Diese unterschiedlichen Behandlungsmethoden wurden in zwei, 4 Wochen auseinanderliegenden, stationären Aufenthalten angewandt. Die dritte 24-h-Periode ist die Nachuntersuchungsperiode (N), die ebenfalls, wie die ersten beiden 24-h-Perioden, beiden Studienteilen folgte.

A-A-B-I-NI = 1. Studienteil Lichtbehandlung.
A-A-B-I-N = 2. Studienteil partielle Schlafentzugsbehandlung und vice versa.

3.2 Patienten

10 weibliche Patienten wurden nach den Wiener Forschungskriterien (Berner 1982) diagnostiziert und wiesen im Querschnitt eine endogenomorph-gehemmte Depression auf. Folgende Kriterien mußten erfüllt sein:

1. Antriebslage: Die Antriebslage ist herabgesetzt. Die Patienten sind schwunglos, können sich zu nichts aufraffen, fühlen sich zu Entscheidungen unfähig. Die Motorik des Kranken ist verlangsamt, er zeigt Bewegungsarmut, eine ausdrucksreduzierte Mimik, die Sprache ist verlangsamt, monoton und leise.
2. Befindlichkeitsstörung: Es zeigt sich eine Unluststörung des Erlebens.
3. Vitalgefühle: Diese sind in negativer Weise verändert, z.T. werden diese Vitalgefühlsstörungen in einen bestimmten Körperbereich lokalisiert (z.B. Kopfschmerz).
4. Affizierbarkeit: Diese ist entweder generell oder nur im positiven Skalenbereich herabgesetzt.
5. Biorhythmusstörungen: Diese sind Tagesschwankungen, Durchschlafstörungen, Etappenschlaf, vorzeitiges Erwachen. Im Rahmen der Biorhythmusstörungen kann es auch zu Dys- oder Amenorrhoe kommen.

Im Triebbereich finden sich Appetitlosigkeit, Nachlassen der Libido und der Potenz. Die noopsychischen Leistungen sind meist mitbetroffen, da aufgrund der Antriebsstörungen deren thymopsychische Aktivierung beeinträchtigt ist. Auch Werkzeugleistungen können beeinträchtigt sein. Meist sind im Rahmen des bisher geschilderten Zustandsbildes auch die Integrativfunktionen, die Persönlichkeitsleistungen betroffen (s. Abb. 2). Die Symptomatik der endomorph-gehemmten Depression gruppiert sich um das endomorph-zyklothyme Achsensyndrom, das hier in einer spezifischen Ausgestaltung vorliegt.

In der Anamnese der Patienten können auch noch andere Prägnanztypen des endomorph-zyklothymen Achsensyndroms vorgelegen haben:

1. das endogenomorph-manische Syndrom,
2. dysphorische Zustände,
3. Mischzustände,
4. Mischbilder.

Kriterien des endogenomorph-manischen Syndroms:
1. Antriebslage: Der Antrieb ist gesteigert.
2. Befindlichkeitsstörung: Es zeigt sich eine lustvolle Tönung des Erlebens.
3. Vitalgefühle: Diese sind in positiver Weise verändert.

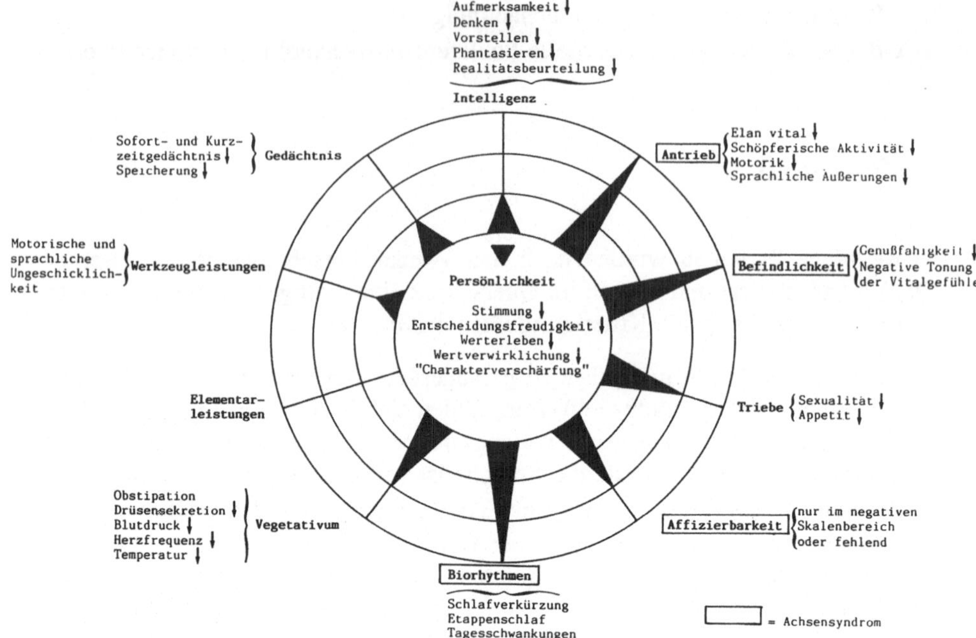

Abb. 2. Prägnanztyp der endomorph-gehemmten Depression

4. Biorhythmusstörungen: Es finden sich Tagesschwankungen und Schlafstörungen (die Patienten fühlen sich morgens am wohlsten, die Schlafdauer ist
verkürzt).

Es finden sich Veränderungen im Triebbereich (Steigerungen der Sexualität,
des Appetits, des Durstes). Die noopsychischen Leistungen sind ebenfalls betroffen (Hypervigilität, Hypotenazität). Die Persönlichkeitsstörung imponiert als
Vergröberung (Kritikfähigkeit eingeschränkt, Triebansprüche gesteigert, Über-
schätzung der Fähigkeiten).

Kriterien der dysphorischen Zustände: Es handelt sich hierbei um einen Zustand
gereizter Mißgestimmtheit. Bei der Verknüpfung mit charakteristischen Biorhythmusstörungen ist eine Zuordnung zu den Zyklothymien anzunehmen, bei denen
sich dysphorische Zustände häufig am Übergang von manischen und depressiven
Phasen oder im Verlauf von manischen und depressiven Phasen finden.

Kriterien der Mischzustände: Unter dem Begriff Mischzustand versteht man
simultan kontradiktorische Antriebs-Befindlichkeits-Kombinationen, die durch
längere Zeit stabil bestehen bleiben:

1. depressive Befindlichkeit mit manischer Antriebssteigerung,
2. manische Befindlichkeit mit depressiver Antriebshemmung,
3. dysphorische Befindlichkeit mit Antriebshemmung oder -steigerung.

50

Kriterien der Mischbilder: Es handelt sich um Zustände, die durch ein rasches diskordantes Alternieren thymopsychischer Funktionsänderungen (dynamische Unstetigkeit) sowie ihre Auswirkungen auf die noopsychischen Leistungen gekennzeichnet sind. Die Befindlichkeit, die Antriebslage und ihre Teilbereiche (Motorik, Mimik, Sprache) sowie vegetative Entgleisungen schwanken in einem spontanen Rhythmus, der für die einzelnen Komponenten unterschiedlich ist, so daß häufig simultan kontradiktorische Kombinationen auftreten, die jedoch in ihrer Konstellation ständig wechseln. Die Diskordanz ist dabei um so häufiger, je rascher die Frequenz der Schwankungen ist.

Zusammengefaßt: Patienten, die ein endomorph-zyklothymes Achsensyndrom nach Berner haben, konnten in die Studie aufgenommen werden.

Diese Patientengruppe wurde gewählt, weil sie eine Kerngruppe, die für Forschungszwecke besonders geeignet ist, darstellt und auf der Syndromebene optimal definiert ist. Diese Kerngruppe depressiver Patienten ist auch per definitionem so schwer krank, daß chronobiologische Untersuchungen sinnvoll sind. Insbesondere die genaue Definition der Biorhythmusstörung erscheint mit der durchgeführten Art der Untersuchung in sinnvollem Einklang zu stehen.

Diese Patienten mußten im HAMD (Hamilton Depressionsskala (16 items)) mindestens 20 Punkte erreichen.

Die Patienten durften kein präsuizidales Syndrom zeigen.

Außerdem wurden die Patienten mit einem endomorph-zyklothymen Achsensyndrom gemäß dem RDC (Research Diagnostic Criteria): Major depressive disorder (Spitzer R.L., Endicott J., Robins E. (1975) N.Y. State Pschiatric Institute N.J.) diagnostiziert.

Folgende Kriterien mußten erfüllt sein:

A) Eine oder mehrere abgegrenzte Perioden mit gereizter Verstimmung oder Freudlosigkeit. Die Störungen sind durch folgende Symptome charakterisiert: deprimiert, traurig, schwermütig, hoffnungslos, gedrückt, niedergeschlagen, gleichgültig oder reizbar.
Die Störung muß ein Hauptteil des klinischen Bildes während einiger Zeit der Erkrankung und relativ dauerhaft sein oder häufig vorkommen. Es muß aber nicht notwendigerweise das am meisten vorherrschende Symptom sein.
B) Mindestens fünf der folgenden Symptome sind für eine gesicherte und vier für eine wahrscheinliche Erkrankung notwendig:

1. Appetit- und/oder Gewichtsverlust
   oder Appetit- und/oder Gewichtszunahme
   (Wechsel 1/2 kg/Woche; über mehrere Wochen 5 kg (ohne Diät)),
2. Schlafstörung (bzw. vermehrter Schlaf),
3. Energieverlust, Erschöpfung, Ermüdung,
4. psychomotorische Verlangsamung der Agitiertheit,
5. Verlust üblicher Interessen (inkl. Sozial- und Sexualkontakte),
6. Selbstvorwürfe oder unangemessene Schuldgefühle (können wahnhaft sein),
7. verminderte Denk- und Konzentrationsfähigkeit,

8. wiederholte Gedanken an den Tod oder Selbstmord.

Cave: Ausschlußkriterium für diese vorliegende Studie ist ein präsuizidales Syndrom.

C) Krankheitsdauer mindestens 1 Woche.
D) Sucht Hilfe oder wurde während der dysphorischen Periode überwiesen, nahm Medikamente, oder war beeinträchtigt im Funktionieren in der Familie, zu Hause, in der Schule, bei der Arbeit oder sozial.
E) Keines der folgenden schizophrenieverdächtigen Symptome derzeit vorhanden:

1. Der Wahn, kontrolliert oder beeinflußt zu werden, oder Gedankenausbreitung, Gedankeneingebung, Gedankenentzug.
2. Nichtaffektive Halluzinationen irgendwelcher Art ganztägig, durch mehrere Tage oder zwischendurch während einer einwöchigen Periode.
3. Kommentierende oder dialogische akustische Halluzinationen.
4. Wahn oder Halluzinationen durch mehr als 1 Monat zu irgendeiner Zeit der Erkrankung, ohne daß depressive oder manische Symptome im Vordergrund sind (wobei typisch depressiver Wahn, wie Schuld-, Versündigungs-, Verarmungs-, nihilistischer, oder Selbstabwertungswahn oder Halluzinationen ähnlichen Inhalts ausgeschlossen bleiben).
5. Vorwiegende Beschäftigung mit Wahn oder Halluzinationen mit relativem Ausschluß anderer Symptome (und Ausschluß typisch depressiven Wahns oder Halluzinationen).
6. Gesicherte Beispiele von ausgeprägten formalen Denkstörungen, begleitet von Affektarmut oder Affektdissoziation, Wahn oder Halluzinationen irgendwelcher Art oder schwer gestörtem Verhalten.

F) Erfüllt nicht die Kriterien für Schizophrenie oder Defekt-Subtyp.
Die Patienten wurden stationär an der allgemeinen Frauenstation der Psychiatrischen Universitätsklinik aufgenommen und waren zwischen 35 und 60 Jahre (Mittelwert 44,5 Jahre) alt. Sie wogen zwischen 47 und 101 kg (Mittelwert 71,4 kg) und waren zwischen 162 und 174 cm groß (Mittelwert 167,7 cm).

14 Tage vor Aufnahme in die Studie und während der Studie durften sie keine Psychopharmaka und auch keine Kontrazeptiva oder irgendwelche anderen Medikamente erhalten.

Die Patienten wurden genau durchuntersucht, und es standen uns vor Aufnahme in die Studie ein normaler internistisch, neurologisch und augenärztlich erhobener Status zur Verfügung. Die erhobenen computertomographischen und elektroenzephalographischen Befunde hatten sich als normal erwiesen.

Eine Untergruppe der Patienten wurde erhoben nach RDC. Es wurde festgestellt, ob eine oder mehrere manische oder hypomanische Perioden vorangegangen waren.

Kriterien einer Manie (RDC Spitzer):
A bis E ist erforderlich.

A) Eine oder mehrere abgegrenzte Perioden mit einer vorwiegend angehobenen expansiven oder gereizten Verstimmung; diese muß ein hervorstechender Teil der Erkrankung und relativ dauerhaft sein, obwohl sie sich mit einer depressiven Verstimmung abwechseln kann.

B) Wenn die Stimmung angehoben oder expansiv ist, müssen mindestens drei Merkmale der folgenden Symptomkategorie vorhanden sein, vier, wenn die Verstimmung nur gereizt ist:

1. aktiver als gewöhnlich (sozial, Arbeit, zu Hause, sexuell oder körperlich ruhelos),
2. gesprächiger als gewöhnlich oder Rededrang,
3. Ideenflucht,
4. erhöhtes Selbstwertgefühl (Größenideen, können auch wahnhaft sein),
5. vermindertes Schlafbedürfnis,
6. Hypervigilität,
7. kritiklose Aktivitäten (Kauforgien, unkritische Geschäftsinvestitionen, leichtsinniges Autofahren).

C) Die Störung ist so schwer, daß zumindest folgende Symptome vorhanden sind:

1. sinnvolle Konversation unmöglich,
2. schwere Beeinträchtigung (sozial, Familie, zu Hause, Schule, in der Arbeit),
3. Hospitalisierung in Abwesenheit von 1 und 2.

D) Mindestens einwöchige Krankheitsdauer.

E) Keines der folgenden schizophrenieverdächtigen Symptome ist vorhanden:

1. Der Wahn, kontrolliert oder beeinflußt zu werden oder Gedankenausbreitung, Gedankeneingebung oder Gedankenentzug.
2. Nichtaffektive Halluzinationen irgendwelcher Art ganztägig oder einige Tage oder zwischendurch während einer einwöchigen Periode.
3. Kommentierende oder dialogische akustische Halluzinationen.
4. Wahn oder Halluzinationen durch mehr als 1 Woche während der Erkrankung, ohne daß depressive oder manische Symptome im Vordergrund waren.
5. Mehr als 1 Woche im Laufe der Erkrankung in der keine manischen Symptome im Vordergrund standen, dafür aber einige Beispiele ausgeprägter formaler Denkstörung, begleitet von Affektarmut oder Affektdissoziation, Wahn oder Halluzinationen irgendwelcher Art oder schwer gestörtem Verhalten.

3.3 Begriffsbestimmungen

3.3.1 Anamnese und klinischer Status

10 Probanden nach den in Abschn. 3.1 angegebenen Auswahlkriterien wurden als normale Kontrollgruppe untersucht. 10 Patienten, bei denen eine gesicherte Diagnose eines endomorph-zyklothymen Achsensyndroms nach Berner und nach RDC eines Major Depressive Disorder vorlag, wurden untersucht.

In der Quantifizierung ihrer Depressionstiefe erreichten die Patienten mindestens 20 Punkte der HAMD-Punkteskala (die ersten 16 Punkte), und sie durften nicht suizidgefährdet sein.

3.3.2 Psychiatrischer Status

Im psychiatrischen Status zeigten die Probanden keine Auffälligkeiten, die Patienten boten im Querschnitt eine endogenomorph-gehemmte Depression und nach RDC ein manifestes depressives Syndrom (Major Depressive Disorder).

Die Querschnittsbeurteilungen wurden quantitativ täglich mit verschiedenen Instrumenten erhoben (s. Abschn. 3.3.3 und 3.3.4).

Eine Untergruppe der Patienten wurde mit den derzeit geltenden Kriterien einer Winterdepression zugeordnet (Seasonal Affective Disorder nach Rosenthal N.):

1. Affekt: Traurigkeit, Ängstlichkeit, Reizbarkeit überwiegen.
2. Ernährung: Appetitzunahme, vermehrt Verlangen nach Kohlenhydraten (Süßigkeiten, Teigwaren, Kartoffel etc.) Gewichtszunahme.
3. Schlaf: Zunahme der Gesamtschlafzeit, der Schlaf wird jedoch meist nicht mehr als erfrischend empfunden.
4. Antrieb: Abnahme.
5. Libido: Abnahme.
6. Beruf/Hausarbeit: Konzentrationsstörungen, Motivationsstörungen.
7. Zwischenmenschliche Beziehungen: Patienten ziehen sich zurück und werden mißtrauisch.

Es bestand kein Alkohol- oder Medikamentenmißbrauch in der Anamnese. Die Laborbefunde (Blut- und Harnproben) sowie Drogentests hatten sich als unauffällig (s. Abschn. 3.1) erwiesen.

Eine schriftliche Einverständniserklärung wurde eingeholt. Ein präsuizidales Syndrom wurde vom Untersucher ausgeschlossen.

Die Aufnahme- und Aufenthaltsbedingungen während der Studie erfolgten nach den gleichen Kriterien, wie die Untersuchung der Probanden.

Zum psychiatrischen Status wurde eine psychiatrische Anamnese erhoben und verschiedene psychometrische Tests und psychopathologische Skalen zur Objektivierung der Befunde benutzt.

3.3.3 Psychometrische Tests

1. Raven-Intelligenztest
2. Benton-Test
3. Gießen-Test
4. Schlaffragebogen
5. Durchstreichtest (nach Grünberger)
6. Aufmerksamkeitstest
7. Feinmotoriktest
8. Reaktionszeit (Wiener Reaktionszeit-Apparat)
9. CFF (kritische Flimmerverschmelzung) und Archimedesspirale (nach Grünberger)
10. Zahlengedächtnistest

3.3.4 Psychopathologische Skalen

1. Befindlichkeitsskala nach von Zerrsen
2. Frankfurter Beschwerdefragebogen (FBB nach Süllwold)
3. Hamilton-Depressionsskala (HAMD)
4. Line-Test (visuelle Analogskala): 100-mm-Skala

3.3.5 Neurologischer Status

Keinerlei Abweichungen vom regelrechten Befund durften vorhanden sein.

3.3.6 Interner Status

Keinerlei Abweichungen vom regelrechten Befund durften vorhanden sein.

3.3.7 Ophthalmologischer Status

Keinerlei Abweichungen vom regelrechten Befund durften vorhanden sein.

3.3.8 Behandlungsmethoden

3.3.8.1 Intensives Licht

Von 17.00 Uhr bis 21.00 Uhr und von 6.00 Uhr bis 9.00 Uhr wurden die Probanden mit künstlichem, hellen Licht, das in Form von 36 Tungsram-day light 55 fluorescent tubes (Lichtröhren mit einer Stärke von je 40 W), die an der Decke des Patientenzimmers fix montiert sind und 2 getrennte Stromkreise, behördlich konzessioniert, aufweisen, behandelt. Dieses helle Licht ergab an der Zimmerdecke eine Luxintensität von 4500 und in Augenhöhe bei sitzender Position von 2800 Lux sowie von 1700 Lux am Boden. Die Werte wurden von der Zentralanstalt für Meteorologie und Geodynamik erhoben. Diese Zentralanstalt mißt zu Mittag, je nach Jahreszeit und Bewölkung, eine Luxzahl von 5000 bis 80000 im

Freien, so daß, obgleich das Licht helles, künstliches Licht ist, nicht die Stärke natürlichen Lichts erreicht wird.

Das Spektrum glich am ehesten dem Tageslicht mit einer Firmenbezeichnung F 7 und einem Spektrum wie abgebildet (s. Abb. 3).

Ansonsten wurde tagsüber natürliches Licht verwendet und abends bis 22.30 Uhr eine normale Raumbeleuchtung von etwa 300 Lux. Zwischen 22.30 Uhr und 6.00 Uhr war keinerlei Licht erlaubt.

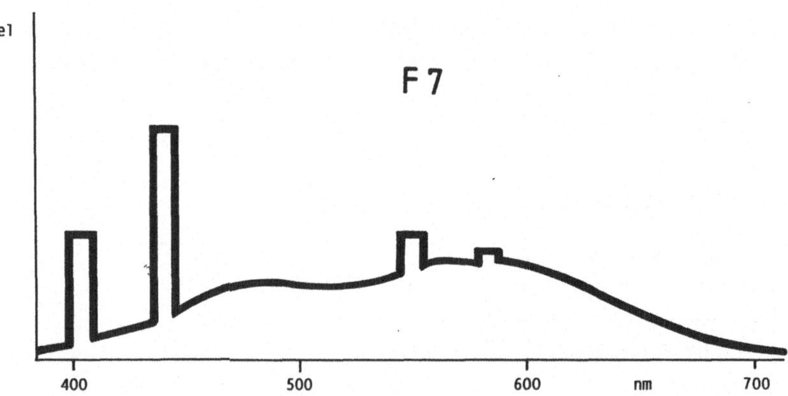

Abb. 3. Lichtquelle: Wellenlänge in nm

3.3.8.2 Partieller Schlafentzug

Der partielle Schlafentzug wurde zwischen 1.30 Uhr und 6.00 Uhr durchgeführt. Das heißt, die Probanden wurden um diese Zeit geweckt, und es wurde darauf geachtet, daß sie nicht mehr schliefen. Diese Zeit in der Nacht wurde von der diensthabenden Nachtschwester überwacht und bei gedämpftem Licht (1 Leuchtstoffröhre 60 W) zugebracht. Bis zur dritten 24-h-Periode ab 22.30 Uhr durften die Probanden nicht schlafen.

Bezüglich der Beleuchtungsverhältnisse wurde darauf geachtet, daß die gleichen Bedingungen wie bei der Lichtvariante herrschten und insbesonders in der Zeit von 22.30 Uhr bis 6.00 Uhr keinerlei andere Lichtquelle als die Nachtbeleuchtung verwendet wurde. Es war nicht gestattet, in dieser Zeit fernzusehen.

3.3.9 Polysomnographie

Polygraphische Ganz-Nacht-Aufzeichnung wurde zwischen 22.30 Uhr und 6.00 Uhr (d.h. die Total-Aufzeichnungszeit war festgelegt) durchgeführt.

Die Elektroden wurden gemäß dem internationalen 10/20-System fixiert. Zusätzlich zu den EEG-Kanälen C4-A1,02-A1 und 02-Cz, wurden 2 EOG-Kanäle

56

und ein submentales EMG am 8-Kanal-R-611-Beckmann-Polygraphen aufgezeichnet. 4 Kanäle (02 Cz, EMG und 2 EOG) wurden auch noch am Hewlett-Packard-3968- Bandaufzeichner gespeichert. 30-s-Perioden wurden nach den Kriterien von Rechtschaffen u. Kales (1968) beurteilt.

3.3.10 Hormonanalysen

3.3.10.1 Kortisol

Die Kortisolanalysen wurden mittels Becton-Dickinson-Kortisol- Radioimmunoassay bestimmt (125 J). Dieser Assay ist ein etablierter klinischer Assay, der routinemäßig eingesetzt wird.

3.3.10.2 Melatonin

Wir verwendeten ein hochspezifisches Anti-Melatonin-Serum, bereitgestellt von Dr. G. Brown. (Mc Master University Hamilton, Ontario). Für den Serum-Melatonin-Radioimmunoassay wurde Natriumhydroxyd (0,5 ml von 1 mol/l) zu 1 ml Serum oder einer entsprechenden Serumverdünnung hinzugefügt und Melatonin in 5 ml Chloroform extrahiert.

Die wäßrige Phase wurde verworfen, die organische verdampft bis zur Trocknung unter Nitrogendampf. Der Reinnachlaß wurde in 0,55 ml 0,05% Gelatin-„Tris"-Puffer (1,21 g „Trisma"-Base, 8,16 g Natriumchlorid, und 1,0 g Natriumsäure auf 100 ml Aqua bidest.) gelöst und dieses Tris-Puffer-Extrakt mit 1 ml Petroliumäther gewaschen.

500 ml des Extraktes (oder 500-ml-Proben des Melatoninstandards) wurden gemischt mit 100 ml einer Antiserumlösung (gelöst mit 0,15% Gelatin-„Tris"-Puffer auf eine Lösung von 1:18000) und 100 ml (3 H)-Melatonin (New England Nuclear, Boston) gelöst mit 0,15% Gelatin „Tris"-Puffer, um 1750 cm^3/100 ml zu ergeben.

Die Mischung wurde geschüttelt und bei 35°C für 60 min inkubiert. Gesättigtes Ammoniumsulfat (1 ml) wurde zugegeben und danach die Mischung über Nacht bei 4°C inkubiert. Nach dem Zentrifugieren wurde das Präzipitat in 200 ml 0,1 mol/l Natriumhydroxid aufgelöst. Eine Szintillationsflüssigkeit (Bioflur, New England Nuclear) wurde zugesetzt und die Radioaktivität gemessen.

Die Sensitivität des Assays (85%ige Verschiebung) variierte zwischen 4 und 6,6 pg/ml Serum. Die Auffindung authentischen Melatonins, die den Serumproben zugesetzt wurden, lag bei 86,9 2,1 % (SEM). Bei Melatoninkonzentration von 20,8 und 100,7 pg/ml Serum war der Intra-Assay-Varianzkoeffizient 7,9% (n = 7) und 6,1% (n = 9) (Waldhauser et al. 1984).

3.3.11 Körpertemperatur

Die Körpertemperatur wurde rektal gemessen. Die Werte wurden jeweils nach 5minütiger Bettruhe, bzw. nachts dauernd im Bett, mittels geeichter Sonde gemessen. Die Temperatursonde war gekennzeichnet, so daß sie immer gleich tief im Körperinneren zu liegen kam (etwa 3 cm innerhalb des Anus). Die Sonde wurde geklebt und immer wieder überprüft, wenn Zweifel bestand, ob eine Veränderung stattgefunden hatte oder nicht.

3.3.12 Statistik

An statistischen Auswertungen kamen vor allem nonparametrische Tests zur Anwendung. Bei den Vergleichen der Punkteanzahl der Hamilton-Depressionsskala wurde ein Student-T-Test verwendet. Folgende statistische Analysen wurden durchgeführt und folgende gut etablierte Verfahren angewendet:

- Friedmans Rang-ANOVA
- multipler Wilcoxon-Test
- Wilcoxon-Test
- Man-Whitney U-Tests
- Cosinoranalyse.

Zirkadiane biologische Rhythmen wurden z.T. mittels geglätteter Mittelwerte (digitales nichtrekursives phasenlineares Filter) dargestellt.

Die statistischen Tests wurden nur dann durchgeführt, wenn die vorliegenden Daten diesen in Frage kommenden Test als unzulässig erscheinen ließen. Es wurde deshalb vorher festgelegt, welcher Test für welche Daten verwendet wurde. Deshalb ergaben sich manchmal 2 Testverfahren für verschiedene Daten, manchmal kam nur ein Testverfahren in Frage.

(Die Fragen der Statistik wurden vom Institut für Ökonometrie und Operations-Research der Technischen Universität Wien in Zusammenarbeit mit Herrn Dr. Reschenhofer behandelt.)

4 Resultate

4.1 Psychopathologische Erhebungen

Unsere Probanden waren gesund, und während der Studie traten keinerlei Komplikationen von klinischer Relevanz auf. Es gab keinen forschungsdesignbedingten Abbruch.

Die Probanden wurden in der Zeit von Juni 1982 bis März 1983 untersucht und vorwiegend in der Zeit vom 1. bis zum 5. Regeltag an die psychiatrische Universitätsklinik aufgenommen.

Die Patienten wurden in der Zeit vom März 1983 bis Dezember 1984 untersucht, hatten ein endomorph-zyklothymes Achsensyndrom und wiesen im Querschnitt den Prägnanztyp der endogenomorph-gehemmten Depression auf.

Anamnestisch handelte es sich bei 3 Patienten um rezidivierende endogenomorph-gehemmte Depressionen, bei 2 Patienten um rezidivierende endogenomorph-gehemmte Depressionen und rezidivierende Mischzustände. 2 Patienten zeigten außer einer rezidivierenden endogen-gehemmten Depression auch rezidivierende dysphorische Zustände. 2 Patienten zeigten neben der rezidivierenden endogenomorph-gehemmten Depression auch rezidivierende endogenomorph-manische Syndrome und rezidivierende Mischbilder. Ein Patient zeigte eine endogenomorph-gehemmte Depression, rezidivierende dysphorische Zustände und rezidivierende Mischbilder.

Zusammenfassend handelte es sich um 5 unipolar depressive Patienten, um 4 bipolare Patienten vom Typ II und um einen bipolar manisch-depressiven Patienten vom Typ I.

Als Untergruppe wurde von den 10 Patienten eine SAD-Gruppe diagnostiziert. Es handelt sich bei den 3 SAD-Patienten um eine unipolare (rezidivierende endogenomorph-gehemmte Depression), einen bipolaren Typ I (rezidivierend endogenomorph-gehemmte Depression und rezidivierend endogenomorph-manisches Syndrom + rezidivierende Mischbilder) und einen bipolaren Typ-II (endogenomorph-gehemmte Depression + rezidivierende dysphorische Zustände + rezidivierende Mischbilder)-Patienten.

Die Patientinnen wurden nach Möglichkeit ebenfalls in den ersten 5 Tagen der Regel aufgenommen, jedoch ließ sich dies, auch auf Grund krankheitsbedingter dysmenorrhoischer Beschwerden, nur bei 4 Patientinnen bewerkstelligen, die übrigen Patientinnen waren am 33. bis 43. Tag des Zyklus, eine Patienten war im Klimakterium.

4.1.1 Hamilton-Depressionsskala (HAMD)

Die Depressionstiefe wurde, gemessen mittels Hamilton-Depressionsskala (16-Punkte-Version) (HAMD), von anfänglich verlangten 20 Punkten, signifikant verändert (p < 0,01, T-Test). Der Durchschnittswert betrug zunächst 22 (Standardabweichung: 2,75) Punkte am Basistag, gegenüber 13,4 (Standardabweichung 6,01) Punkten am Tag der Lichtbehandlung und 15 (Standardabweichung 6,96) Punkten an dem Tag nach der Lichtbehandlung (abendliche Beurteilung).

3 Patienten waren klinisch als völlig euthym zu bezeichnen.

6 Patienten zeigten eine leichte Besserung insbesondere im Antriebsbereich sowie in den noopsychischen Leistungen, jedoch wenig bis keine Beeinflussung der Stimmungslage.

Ein Patient verschlechterte sich insbesondere durch eine Zunahme des Antriebs. Sie wurde subjektiv als unerträgliche Unruhe beschrieben und war auch durch Angst gekennzeichnet. Es trat ein Gefühl der Lebensunlust auf, wobei jedoch keine Suizidgedanken zu erfragen waren. Die 3 Patienten, die im Querschnitt klinisch symptomfrei waren (HAMD-Punktezahl: 3,7,7) waren syndromatologisch ein Patient mit rezidivierender endogenomorph-gehemmter Depression und rezidivierendem Mischzustand, ein Patient mit rezidivierender endogenomorph-gehemmter Depression, rezidivierendem endogenomorph-manischen Syndrom und rezidivierenden Mischbildern sowie ein Patient mit rezidivierender endogenomorph-gehemmter Depression. Zwei der symptomfreien Patienten gehörten der Untergruppe SAD (seasonal affective disorder) an.

4.1.2 Von-Zerssen-Befindlichkeitsskala

Probanden: Die morgendliche und abendliche Befindlichkeit verbesserte sich bei Probanden nach der Lichtbehandlung, während eine Verschlechterung nach Schlafentzug objektiviert wurde. Die Differenz zwischen den zwei unterschiedlichen Behandlungen ist statistisch signifikant (p < 0,05). Die Verschlechterung der abendlichen Befindlichkeit nach Schlafentzug ist signifikant, verglichen mit der Ausgangslage (p < 0,01) (Abb. 4).

Patienten im Vergleich zu den Probanden: Deutlich liegen die Patienten über den Werten der Probanden (Abb. 5). Es gab keine deutlichen Intergruppendifferenzen.

Patienten: Die Veränderungen der subjektiven Befindlichkeit wurde sowohl morgens als auch abends gemessen. Am Morgen wurde eine deutliche Verbesserung der subjektiven Befindlichkeit erzielt, diese Verbesserung erreichte jedoch nur am Abend ein signifikantes Niveau (am Abend nach der Lichtbehandlung: p < 0,05) (Abb. 6).

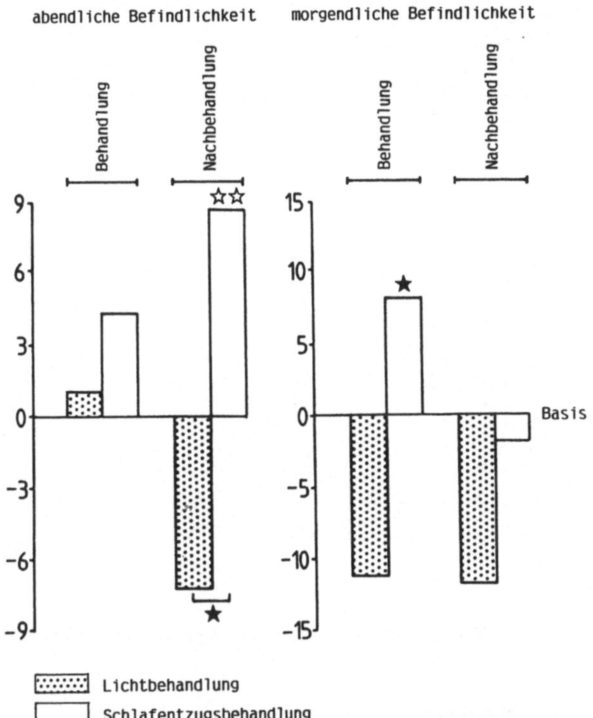

Abb. 4. Änderungen der subjektiven Befindlichkeit (v. Zerssen-Befindlichkeitsskala) in der Kontrollgruppe (n = 10) durch intensive Lichtbehandlung oder partielle Schlafentzugsbehandlung

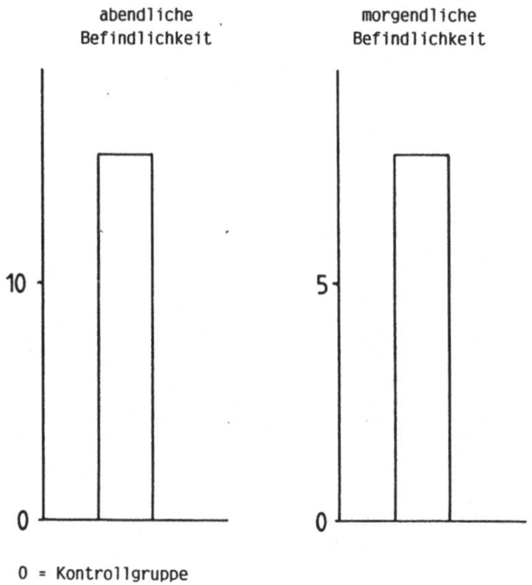

Abb. 5. Unterschiede in der Befindlichkeit (v. Zerssen-Befindlichkeitsskala) zwischen Kontrollgruppe und depressiven Patienten durch intensive Lichtbehandlung

61

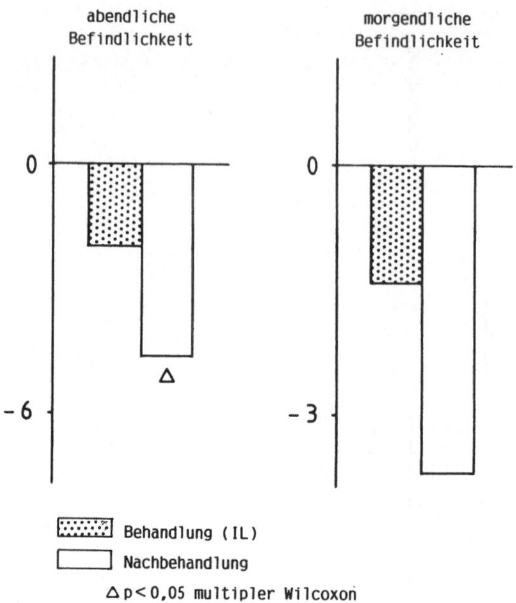

Abb. 6. Änderungen in der Befindlichkeit (v. Zerssen-Befindlichkeitsskala) durch intensive Lichtbehandlung bei 10 Patienten

Tabelle 1. Veränderungen im subjektiven Wohlbefinden bei gesunden Probanden (C) nach intensiver Lichtbehandlung (L) und partiellem Schlafentzug (S) (Visuelle Analogskala)

Behandlung	22 Uhr	6 Uhr	12 Uhr	Amplitude	Mesor
CL_2 (Basiswerte)	7,1	5,3	6,9	1,7	6,5
	(1,8)	(2,7)	(1,7)	(1,9)	(1,7)
CL_3 (Behandlung)	5,9	5,5	6,9	0,4	6,4
	(2,3)	(2,7)	(2,5)	(2,7)	(1,9)
CL_4 (Nachbehandlung)	7,5	6,7		0,8	7,3
	(2,1)	(2,5)		(1,1)	(2,4)
CS_2 (Basiswerte)	7,3	6,9	6,9	0,5	7,0
	(2,6)	(2,3)	(1,9)	(1,1)	(2,1)
CS_3 (Behandlung)	7,3	6,5	6,1	0,8	6,3
	(1,6)	(2,3)	(1,5)	(2,1)	(1,6)
CS_4 (Nachbehandlung)	7,1	6,9		0,2	7,6
	(3,0)	(2,4)		(2,6)	(1,8)
CL_2 vs CS_2					
CL_3 vs CS_3	*				
CL_4 vs CS_4					

* $p < 0,05$ (Wilcoxon)

Tabelle 2. Veränderungen im subjektiven Wohlbefinden bei depressiven Patienten (D) verglichen mit gesunden Probancen (C) nach intensiver Lichtbehandlung (L) (Visuelle Analogskala)

Behandlung	22 Uhr	6 Uhr	12 Uhr	Amplitude	Mesor
CL_2 (Basiswerte)	7,1	5,3		1,7	6,5
	(1,8)	(2,7)		(1,9)	(1,7)
CL_3 (Behandlung)	5,9	5,5		0,4	6,4
	(2,3)	(2,7)		(2,7)	(1,9)
CL_4 (Nachbehandlung)	7,5	6,7		0,8	7,3
	(3,1)	(2,5)		(1,1)	(2,4)
CL_2 (Basiswerte)	4,2	4,3		0	4,9
	(2,1)	(2,8)		(2,1)	(3,3)
CL_3 (Behandlung)	5,4	4,4		1,0	5,0
	(3,1)	(2,9)		(0,9)	(3,1)
CL_4 (Nachbehandlung)	5,8	5,0		0,8	5,5
	(3,0)	(2,7)		(1,8)	(3,0)
	DL_2 vs DL_{4^+}				DL_2 vs DL_{4^+}
CL_2 vs CL_2					
CL_3 vs CL_3	**				
CL_4 vs CL_4					

** $p < 0,01$ (Wilcoxon); [+] $p < 0,05$ (multipler Wilcoxon) (n:10)

4.1.3 Visuelle Analog-Skalenmessung (100-mm-Skala)

Probanden: Die subjektive Befindlichkeit zeigte nach 2 Lichtexpositionen eine Verbesserung, während nach partiellem Schlafentzug kaum ein Unterschied zu erkennen ist. Die Probanden fühlten sich nach der 24-h-Nachuntersuchung am besten (Abb. 7 und 8 sowie Tabelle 1).

Patienten: Depressive Patienten fühlten sich im Vergleich zu gesunden Kontrollen signifikant subjektiv schlechter am Abend der Basisbedingungen ($p < 0,01$) (Abb. 9 und Tabelle 2). Nach den Lichtexpositionen verschwand dieser Unterschied. Es folgte eine signifikante Verbesserung im subjektiven Wohlbefinden verglichen zur Basislinie in der Nachuntersuchungsperiode, insbesondere in der abendlichen Beurteilung, aber auch der Mesorwert verbesserte sich signifikant ($p < 0,05$).

Es ist bemerkenswert, daß bei einer individuellen Betrachtung die Befindlichkeit recht gleichförmig beurteilt wurde. Während gesunde Probanden stärkere Einzelschwankungen der Befindlichkeit zeigten, also die Umweltfaktoren stärker bei gesunden Probanden beurteilt wurden, ist dies bei depressiven Patienten nicht der Fall, ihre Beurteilung fiel recht gleichförmig aus (Abb. 10).

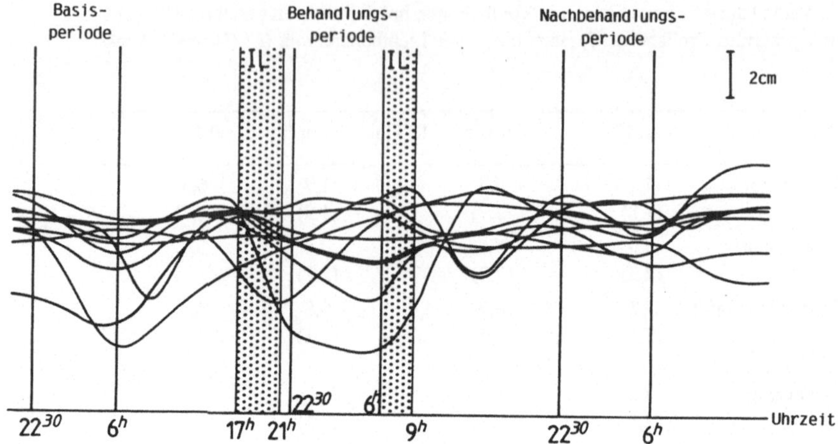

Abb. 7. Intensive Lichtbehandlung (*IL*) – Kontrollgruppe. Subjektives Wohlbefinden (visuelle Analogskala)

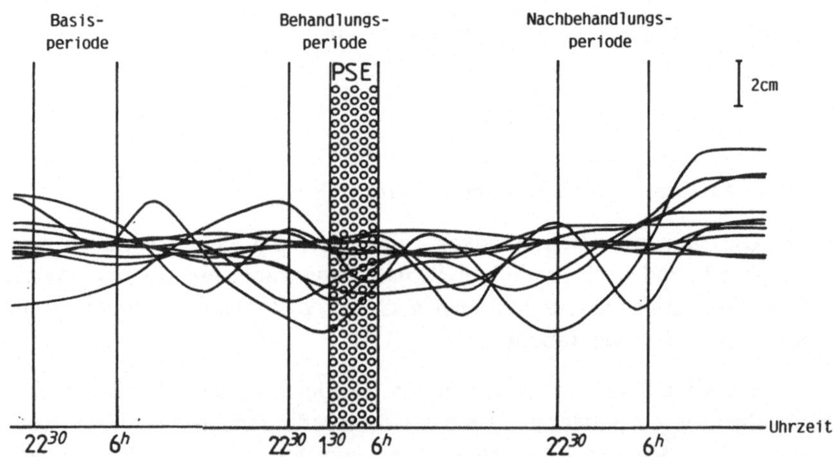

Abb. 8. Partieller Schlafentzug (*PSE*) – Kontrollgruppe. Subjektives Wohlbefinden (visuelle Analogskala)

64

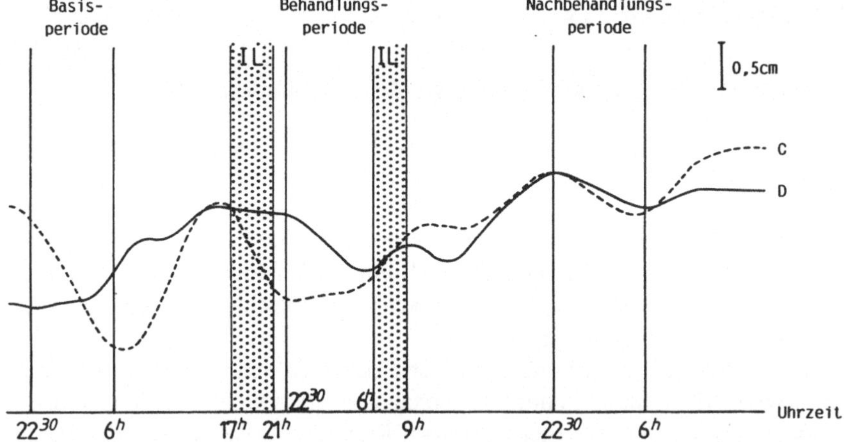

Abb. 9. Zirkadianer Rhythmus subjektiver Befindlichkeit (visueller Analogskala) – depressive Patienten (*D*) im Vergleich zur Kontrollgruppe (*C*) vor, während und nach intensiver Lichtbehandlung (*IL*)

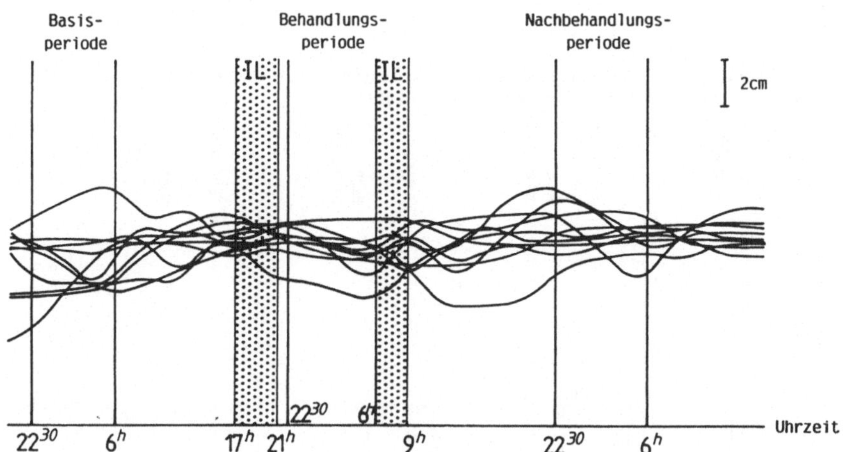

Abb. 10. Intensive Lichtbehandlung (*IL*) – depressive Patienten. Subjektives Wohlbefinden (visuelle Analogskala)

4.2 Psychometrische Tests

4.2.1 Objektive Aufwachqualität bei gesunden Probanden

Die Aufmerksamkeit zeigte nach intensiver Lichtbehandlung eine Verbesserung, während nach partieller Schlafentzugsbehandlung, sowohl nach Behandlung, wie in der Nachbehandlungsperiode, eine Verschlechterung gemessen wurde (Abb. 11). Die Aufmerksamkeitsschwankungen verbesserten sich signifikant nach intensiver Lichtbehandlung, während nach PSE eine Verschlechterung verzeichnet wurde. Die Konzentration verbesserte sich nach IL (stärker während der Behandlung als in der Nachbehandlungsperiode).

Die psychomotorische Aktivität verbesserte sich merklich nach IL und nur geringfügig nach PSE, während in der Nachbehandlungsperiode kaum Unterschiede zu sehen waren (eher in die entgegengesetzte Richtung weisend). Wurden beide Hände getrennt gemessen, dann veränderte sich der Meßwert der linken Hand im Friedmann-Test signifikant gegenüber dem Ausgangswert während und nach der Behandlung ($p < 0,05$). Eine Verbesserung während der Behandlung (umgekehrt ein leichter Abfall in der Nachbehandlung) wird sichtbar ($p < 0,05$).

Im Reaktionszeittest wurde während IL-Behandlung und in der Nachbehandlung eine Verbesserung gemessen, ähnlich nach PSE, statistisch signifikant wurde

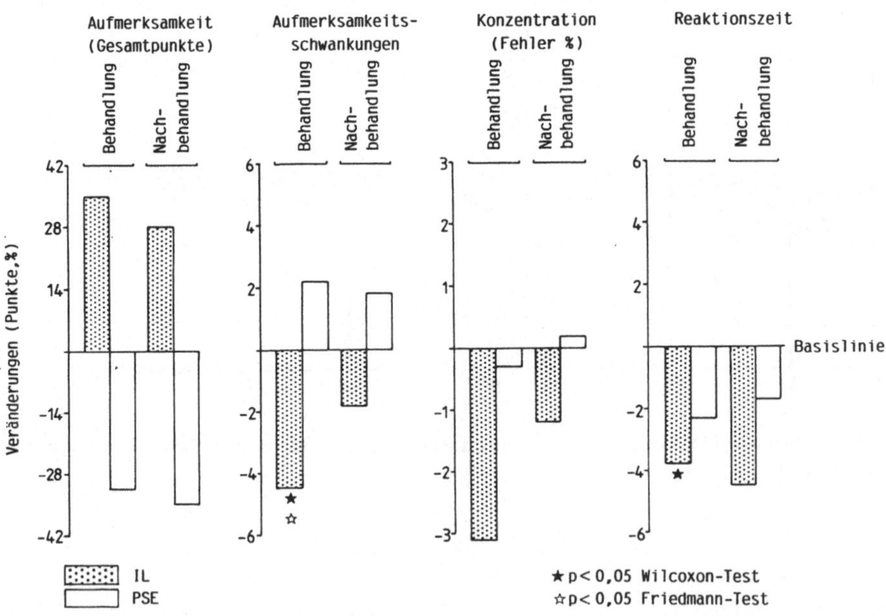

Abb. 11. Veränderungen der objektiven Aufwachqualität nach intensiver Lichtbehandlung (*IL*) oder partiellem Schlafentzug (*PSE*) – Kontrollgruppe

die Verbesserung in der Nachbehandlung (p < 0,05). In m/s gemessen ergab sich kein signifikanter Unterschied in den Behandlungsmethoden.

Die Flimmerverschmelzungsfrequenz nahm während IL-Behandlung zu und signifikant am Morgen nach PSE ab (p < 0,05).

4.2.2 Objektive Aufwachqualität bei depressiven Patienten verglichen mit gesunden Kontrollen

Depressive Patienten zeigten im Vergleich zu Gesunden eine herabgesetzte Aufmerksamkeit, Konzentration, geringere psychomotorische Aktivität, erhöhte Reaktionszeiten und ein erhöhtes Fehlerniveau (Abb. 12). Die Intergruppendifferenz wurde in den Variablen: Aufmerksamkeit, psychomotorische Aktivität und Reaktionszeit (p < 0,05–0,01) statistisch signifikant.

IL verbesserte Aufmerksamkeit, Konzentration, psychomotorische Aktivität und Reaktionszeit sowohl während als auch nach der Behandlung (Abb. 13). Die Aufmerksamkeitserhöhung war signifikant (p < 0,05), ebenso die Reaktionszeitverkürzung und eine Abnahme der Fehlerhäufigkeit in der Behandlungsperiode bzw. in der Nachbehandlungsperiode. Das Zahlengedächtnis war bei den Patienten signifikant reduziert, verglichen mit den gesunden Kontrollpersonen (p < 0,05), aber es traten keinerlei Unterschiede nach Behandlung ein.

Es gab auch reine signifikante Unterschiede bei den Nacheffekten bei Anwendung der Archimedes-Spirale oder der Flimmerverschmelzung.

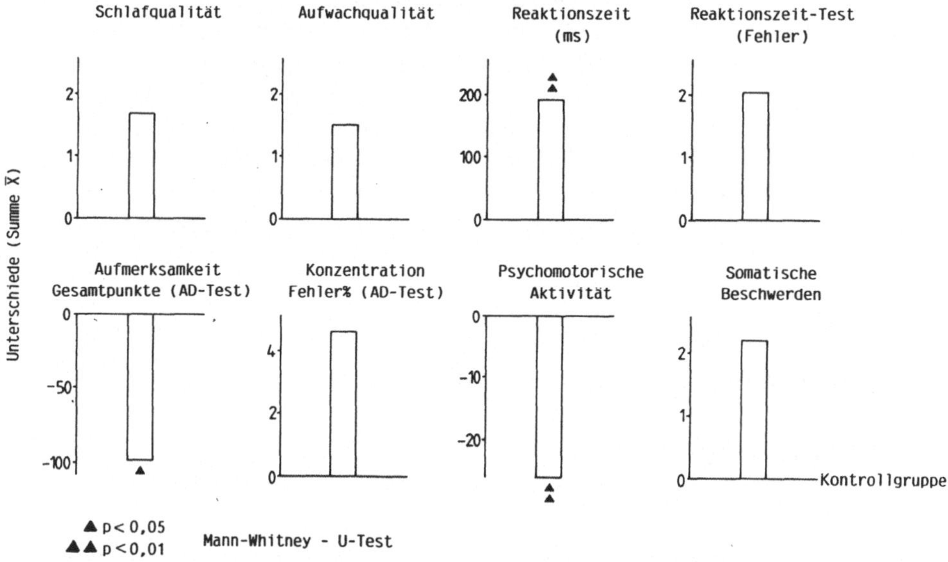

Abb. 12. Unterschiede zwischen depressiven Patienten und der Kontrollgruppe in der subjektiven und objektiven Aufwachqualität (psychometrische Messungen)

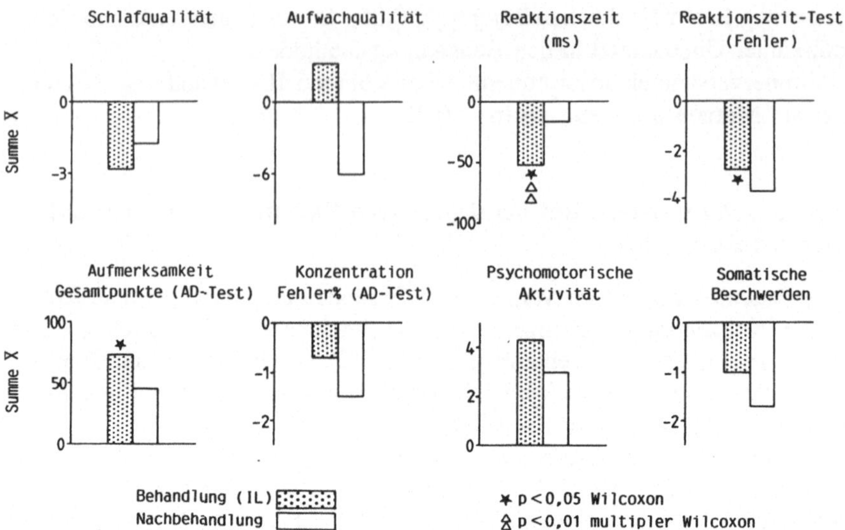

Abb. 13. Änderungen der subjektiven und objektiven Aufwachqualität (psychometrische Messungen) bei depressiven Patienten vor, während und nach intensiver Lichtbehandlung (*IL*)

4.3 Intelligenztests

Im Raven-Test lagen die Probanden zwischen 104 und 136 (Gruppendurchschnitt 114), die Patienten zwischen 90 und 120 (Gruppendurchschnitt 105). Bei den Probanden gab es keine Auffälligkeiten im Benton-Test, keine im Rohrschach-Test, sowie der Norm entsprechende Persönlichkeitsprofile im Gießen-Test.

Die Patienten zeigten im Rohrschach-Test ausnahmslos eine depressive Verstimmung, z.T. mit Anzeichen für Organizität, z.T. ohne Anzeichen im Benton-Test (erhöhte Fehlerzahl). Im Gießen-Test waren die Persönlichkeitsprofile ebenfalls im depressiven Bereich außerhalb des Normniveaus am Tage der Adaptation gemessen.

4.4 Polysomnographie

4.4.1 Objektive Schlafvariablen

4.4.1.1 Schlafinduktion und Kontinuität

Probanden: IL induzierte in der Behandlungsnacht eine Tendenz zur Verlängerung der Schlaflatenz. Während der Gesamtschlafperiode wurde eine Reduktion der Wachzeiten und der Zahl des Erwachens registriert (Abb. 14).

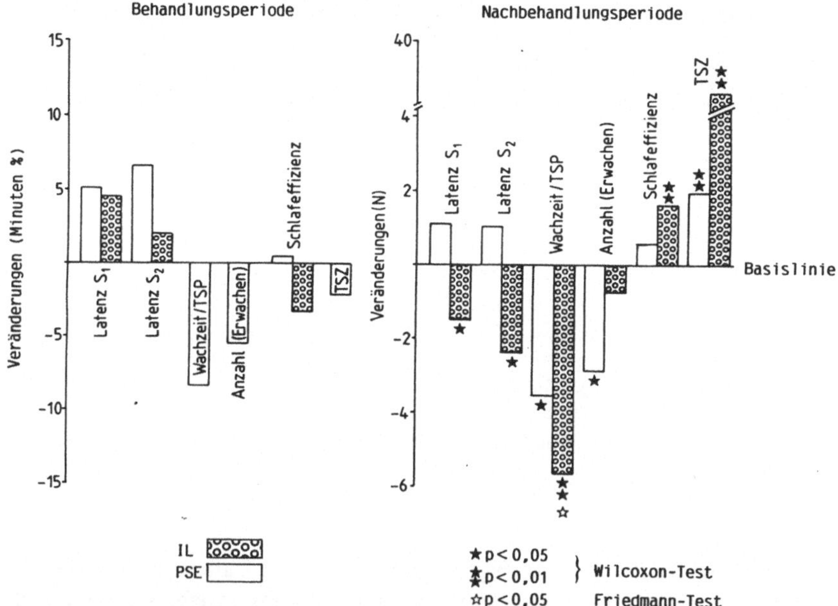

Abb. 14. Veränderungen der Schlafinduktion und der Schlafkontinuität durch intensives Licht (*IL*) oder partiellen Schlafentzug (*PSE*) (Kontrollgruppe)

In der folgenden Nacht (Nachbehandlungsnacht) wurde sowohl eine signifikante Abnahme der Wachzeiten und der Anzahl des Erwachens während der totalen Schlafperiode als auch eine Zunahme der totalen Schlafzeit gemessen. Die Analysen der Änderungen nach PSE war nur sinnvoll in der Nachbehandlungsnacht. Die Abb. 15 zeigt eine signifikante Abnahme der Einschlaflatenz, ebenso eine Verbesserung der Schlafkontinuität wie auch eine Abnahme der Wachperioden und der Zahl des Erwachens während der Gesamtschlafperiode. Schlafeffizienz und totale Schlafzeit nahmen signifikant zu.

Patienten: Eine erhöhte Schlaflatenz, verminderte Totalschlafzeit (TSZ), weniger Schlafstadienwechsel, S2- und S4-Schlaf, vermehrter REM-Schlaf, eine verkürzte REM-Latenz und eine vermehrte mittlere REM-Länge wurden bei Depressiven im Vergleich zum Kontrollkollektiv sichtbar (Abb. 16).

IL induzierte in den Patienten, verglichen mit den Basiskonditionen, eine Verkürzung der Einschlaflatenz, eine Abnahme der Aufwachzahl, der Schlafstadiensprünge, sowohl unter der Behandlung als auch in der Nachbehandlungsperiode. In der Nachbehandlungsnacht stieg die Wachzeit, bezogen auf die totale Schlafperiode, auch verminderten sich die totale Schlafzeit und die Schlafeffizienz, verglichen mit der Anfangskondition (Abb. 15).

In der Nachbehandlungsperiode ist eine Abnahme von S1- und S2-Stadien erwähnenswert.

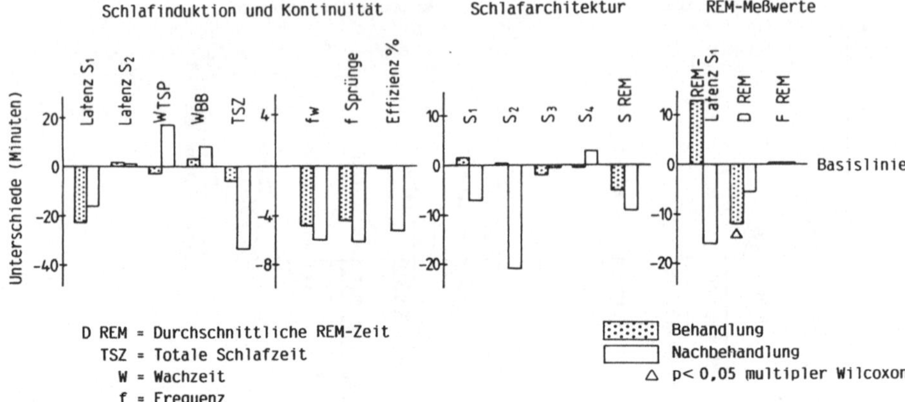

Abb. 15. Veränderungen der objektiven Schlafvariablen bei depressiven Patienten durch intensive Lichtbehandlung

Von den REM-Meßwerten verlagerte sich die REM-Latenz und verkürzte sich die mittlere REM-Länge während der Behandlungsperiode, während sich in der Nachbehandlungsperiode die REM-Latenz wieder verkürzte. Allerdings erreichte nur die Abnahme der mittleren REM-Länge in der Behandlungsperiode das statistische Signifikanzniveau (p < 0,05) (Abb. 15).

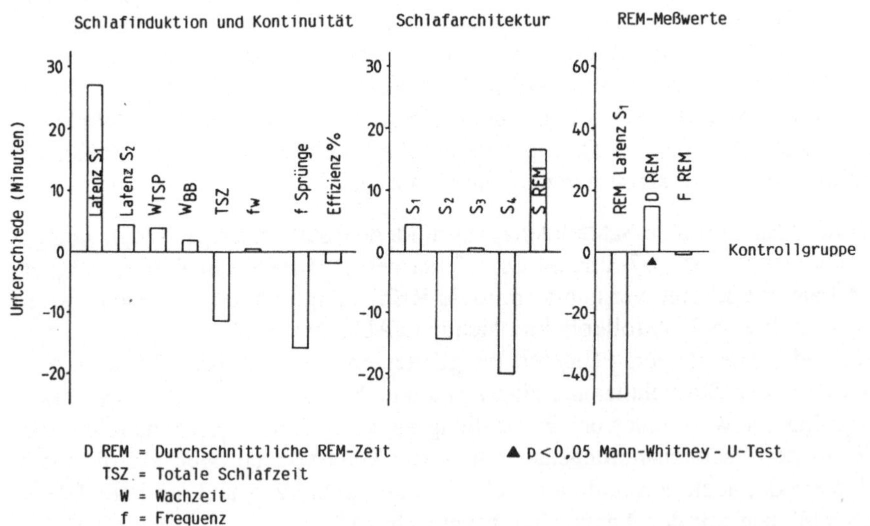

Abb. 16. Unterschiede zwischen depressiven Patienten und gesunder Kontrollgruppe in objektiven Schlafvariablen

70

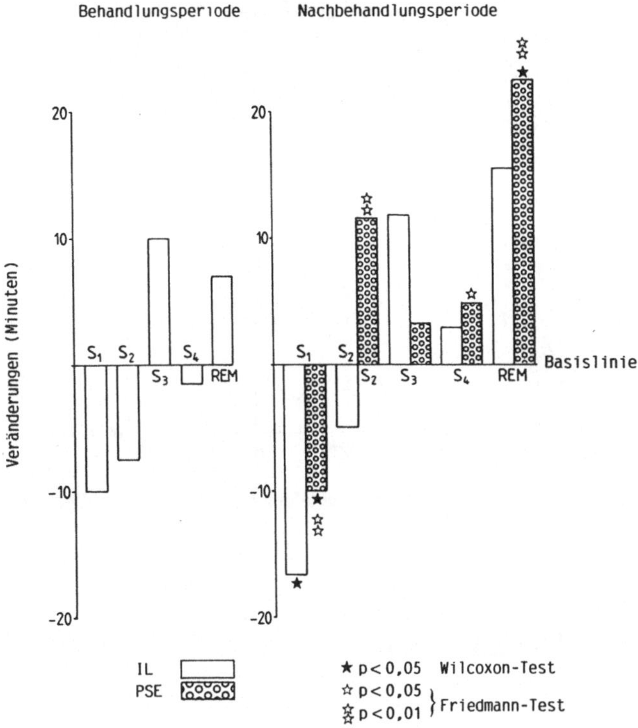

Abb. 17. Veränderungen in der Schlafarchitektur während und nach intensivem Licht (*IL*) oder partiellem Schlafentzug (*PSE*)

4.4.1.2 Schlafarchitektur

Probanden: IL verkürzte Leichtschlafstadien, und IL erhöhte Tiefschlafstadien und REM-Stadien während der Behandlungsperiode. In der Nachbehandlungsperiode wurden Dämmerschlaf (S1) signifikant vermindert, tiefe Stadien (S3, S4) und REM signifikant vermehrt. PSE induzierte signifikante Verkürzungen von S1 und signifikante Erhöhungen von S2 und REM (Abb. 17).

Patienten: Wie schon beschrieben unterschieden sich die Patienten dadurch, daß verminderter S2- und S4-Schlaf, erhöhter REM-Schlaf und eine verkürzte REM-Latenz sowie eine erhöhte mittlere Dauer der REM-Länge auftraten (Abb. 16).

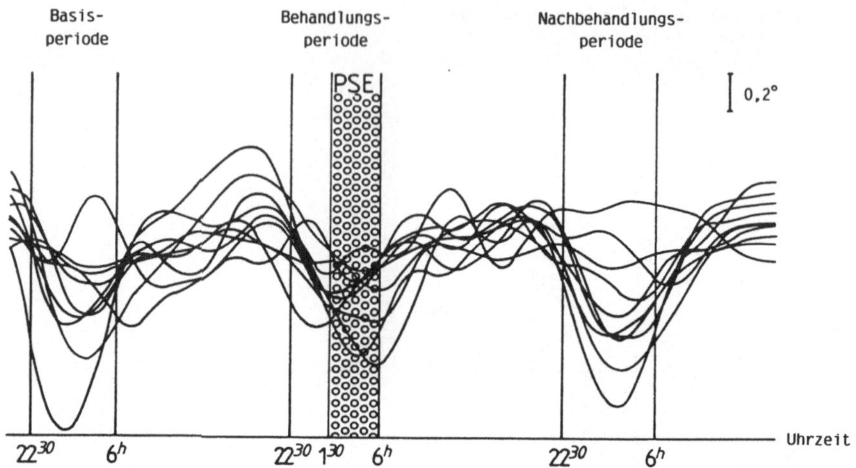

Abb. 18. Körpertemperaturtagesgänge (rektal, °C). Partieller Schlafentzug (*PSE*) – Kontrollgruppe

4.5 Körpertemperatur (Rektalmessung)

4.5.1 Gesunde Probanden

4.5.1.1 Partieller Schlafentzug

In der Darstellung der geglätteten Mittelwerte (digitales, nichtrekursives, phasenlineares Filter) zeigen sich klare 24-h-Gänge, die in der Kosinoranalyse (Periodenlänge 24 h) für die Gesamtpopulation signifikante 24-h-Perioden sind, mit
einem Mesor von 37,1, einer Amplitude von 0,2 und einer Akrophase um 16,18 (p
< 0,05) im Basiswert. Während der Behandlung bleibt der klare 24-h-Tagesgang
erhalten, mit einer ähnlichen Akrophase um 16.05 Uhr der Amplitude 0,2 und
dem Mesor 37,1 (p < 0,01) Abb. 18 und Tabelle 3).

Die Nachbehandlungsperiode verläuft ähnlich, mit einer etwas früheren Akrophase 15,19 Uhr (p < 0,05), einem Mesor von 37,1 und einer etwas höheren
Amplitude von 0,3 (Abb. 18 und Tabelle 3).

4.5.1.2 Intensives Licht

Ein klarer 24-h-Tagesgang ist in der Basisperiode zu erkennen (Abb. 19 und
Tabelle 4). Die Kosinoranalyse (Periodenlänge 24 h), zeigt signifikant die Akrophase um 15.51 Uhr (p < 0,05), Mesor 37,1, Amplitude 0,2 für die Gesamtpopulation. Daran ändert sich unter der Behandlungsperiode nichts: Akrophase
15.51 Uhr (p < 0,005), Mesor 37,1, Amplitude 0,2. Die Nachbehandlungsperiode zeigte ähnliche Werte der Kosinoranalyse: Akrophase 15.36 Uhr (p < 0,01),

Tabelle 3. Körpertemperatur – Kosinoranalyse. Synopsis der Population (Periodenlänge 24 h). *PSE* = partieller Schlafentzug

	Mesor	Amplitude	Akrophase	Uhrzeit	Wahrscheinlichkeit	
Basisperiode (PSE)	37,1	0,2	–244,7	16.18	0,0028	*
Behandlungsperiode (PSE)	37,1	0,2	–241,4	16.05	0,0001	**
Nachbehandlungsperiode (PSE)	37,1	0,3	–229,8	15.19	0,0058	*

Tabelle 4. Körpertemperatur – Kosinoranalyse. Synopsis der Population (Periodenlänge 24 h). *IL* = intensives Licht

	Mesor	Amplitude	Akrophase	Uhrzeit	Wahrscheinlichkeit	
Basisperiode (IL)	37,1	0,2	–237,8	15.51	0,0072	*
Behandlungsperiode (IL)	37,1	0,2	–237,9	15.51	0,0037	*
Nachbehandlungsperiode (IL)	37,1	0,3	–234,2	15.36	0,0100	*

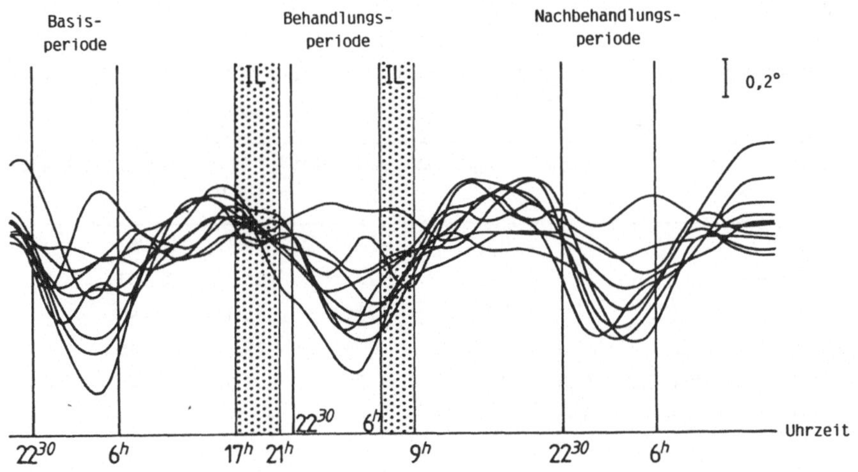

Abb. 19. Körpertemperaturtagesgänge (rektal, °C). Intensive Lichtbehandlung (*IL*) – Kontrollgruppe

Mesor 37,1 und eine etwas höhere Amplitude. Die Werte der gesunden Probanden stellen sich im Wilcoxon-Test ähnlich dar (Tabelle 5), nämlich, daß keine signifikanten Veränderungen im Temperaturtagesgang meßbar sind, die auf IL oder PSE zurückführbar wären.

Tabelle 5. Veränderungen der Körpertemperatur (rektal, °C) gesunder Kontrollpersonen nach intensiver Lichtbehandlung (*L*)/partiellem Schlafentzug (*S*)

Behandlung	Stunden (min.)	Term. (min.)	Temp. (max.)	Stunden (max.)	Amplitude	Mesor
L_2 (Basiswerte)	3,2 (2,8)	36,8 (0,4)	37,3 (0,3)	16,0 (2,0)	0,5 (0,3)	37,1 (0,3)
L_3 (Behandlung)	4,2 (1,7)	36,7 (0,4)	37,4 (0,3)	16,4 (2,3)	0,7 (0,2)	37,1 (0,4)
L_4 (Nachbehandlung)	3,2 (1,3)	36,7 (0,3)				
S_2 (Basiswerte)	4,0 (2,9)	36,7 (0,5)	37,3 (0,3)	19,0 (2,1)	0,6 (0,4)	37,0 (0,4)
S_3 (Behandlung)	3,4 (2,1)	36,8 (0,4)	37,4 (0,2)	15,8 (2,8)	0,6 (0,3)	37,1 (0,3)
S_4 (Nachbehandlung)	2,4 (3,7)	36,9 (0,6)				
L_2 vs S_2				*		
L_3 vs S_3						
L_4 vs S_4						

* $p < 0,05$ (Wilcoxon)

Tabelle 6. Körpertemperatur – Kosinoranalyse. Synopsis der Population (Periodenlänge 24 h). *IL* = intensives Licht, *PSE* = partieller Schlafentzug

	Mesor	Amplitude	Akrophase	Uhrzeit	Wahrscheinlichkeit
Basisperiode (IL)	37,1	0,1	−229,8	15.19	0,1061
Behandlungsperiode (IL)	37,1	0,1	−225,5	15.01	0,1964
Nachbehandlungsperiode (IL)	37,0	0,1	−234,0	15.36	0,2498
Behandlungsperiode (PSE)	36,6	0,1	−273,7	18.14	0,5736
Nachbehandlungsperiode (PSE)	36,8	0,2	−29,5	1.57	0,7693

4.5.2 Depressive Patienten

In der Kosinoranalyse ergibt sich bei der Synopsis der Mittelwerte der Gesamtpopulation keinerlei Hinweis auf eine 24-h-Periode. Die 24-h-Rhythmizität ist aufgehoben (Tabelle 6). Interventionen (IL, PSE) ändern daran nichts. Es stellt sich während der gesamten 72 h keine 24-h-Periode ein, ebensowenig sind ultradiane Perioden darstellbar.

Tabelle 7. Veränderungen der Körpertemperatur (rektal, °C) depressiver Patienten (*D*) nach intensiver Lichtbehandlung (*L*) verglichen mit einer gesunden Kontrollgruppe (*C*)

Behandlung	Stunden (min.)	Temp. (min.)	Temp. (max.)	Stunden (max.)	Amplitude	Mesor
CL_2 (Basiswerte)	3,2 (2,8)	36,8 (0,4)	37,3 (0,3)	16,0 (2,0)	0,5 (0,3)	37,1 (0,3)
CL_3 (Behandlung)	4,2 (1,7)	36,7 (0,4)	37,4 (0,3)	16,4 (2,3)	0,7 (0,2)	37,1 (0,4)
CL_4 (Nachbehandlung)	3,2 (1,3)	36,7 (0,3)				
DL_2 (Basiswerte)	3,4 (3,8)	36,9 (0,3)	37,4 (0,4)	16,5 (3,3)	0,5 (0,3)	37,1 (0,3)
DL_3 (Behandlung)	4,4 (3,6)	36,9 (0,4)	37,4 (0,5)	15,3 (2,5)	0,5 (0,3)	37,2 (0,4)
DL_4 (Nachbehandlung)	1,5 (2,3)	36,8 (0,5)				
CL_2 vs DL_2						
CL_3 vs DL_3						
CL_4 vs DL_4	*					

$*$ p $<$ 0,05 (Wilcoxon); $^{+}$ p $<$ 0,05 (multipler Wilcoxon) (n:10)

Die Tagesgänge der Körpertemperatur sind uneinheitlich mit einer leichten Tendenz zu höheren Werten (Temperaturminima und Temperaturmaxima) und geringeren Amplituden (Abb. 20 und Tabelle 7).

4.6 Hormonanalyse

4.6.1 Kortisolsekretion

4.6.1.1 Normale Kontrollgruppe

Ein klarer 24-h-Tagesgang, der wenig interindividuellen Schwankungen unterliegt, stellt sich dar. Ebenso 4 Wochen später/früher in der Zweituntersuchung, so daß auch intraindividuell eine sehr geringe Schwankungsbreite sichtbar wird (Abb. 21 und 22).

In der Basis-24-h-Periode lag das Minimum der Kortisol-Plasma-Konzentration bei 3,5%. Die Maximalkonzentration wurde um 19.00 Uhr gemessen, mit Werten von 15,2%. Die Amplitude und der Mesor lagen bei 11,7 bzw. 82%. Die

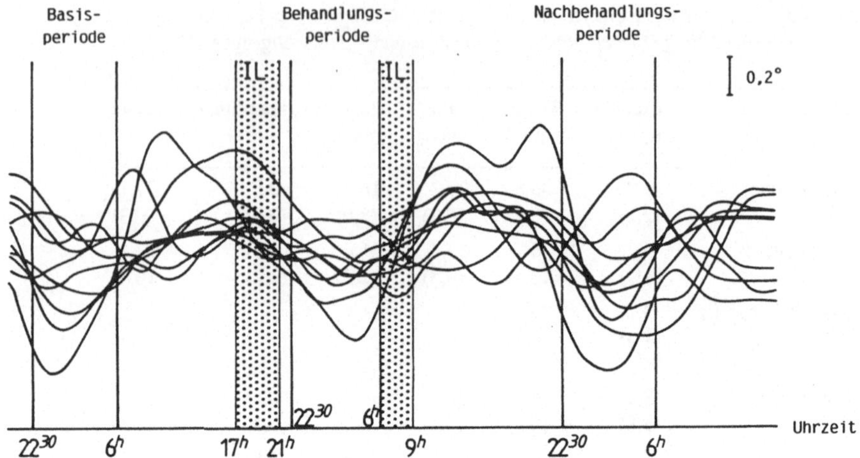

Abb. 20. Körpertemperaturtagesgänge (rektal, °C). Intensive Lichtbehandlung (*IL*) – depressive Patienten

Tabelle 8. Veränderungen der zirkadianen Kortisol-Plasma-Konzentrationen (μg%) in Kontrollpersonen nach IL(L)- und PSE(S)-Behandlung

Behandlung	Stunden (min.)	Konz. (min.)	Konz. (max.)	Stunden (max.)	Amplitude	Mesor
L_2 (Basiswerte)	23,9 (0,8)	3,5 (1,8)	15,2 (2,6)	7,8 (0,9)	11,7 (3,7)	8,2 (1,7)
L_3 (Behandlung)	0,1 (1,3)	3,1 (1,8)	14,6 (2,4)	7,6 (1,0)	11,6 (2,6)	7,8 (2,5)
L_4 (Nachbehandlung)	23,7 (1,4)	2,9 (1,7)	13,5 (2,9)	7,1 (1,5)	10,7 (3,1)	8,7 (2,1)
S_2 (Basiswerte)	0,3 (1,2)	2,4 (1,1)	14,4 (1,5)	7,4 (0,8)	12,0 (1,6)	8,2 (1,3)
S_3 (Behandlung)	22,9 (0,8)	3,7 (1,8)	14,1 (3,1)	6,3 (0,9)	10,4 (2,6)	8,9 (2,0)
S_4 (Nachbehandlung)	23,8 (0,8)	2,4 (0,7)	13,6 (1,9)	7,4 (0,8)	11,3 (1,5)	8,3 (2,1)
	S_2 vs S_3+	S_2 vs S_3+			S_2 vs S_3+	
L_2 vs S_2						
L_3 vs S_3	*			*		
L_4 vs S_4						

* p < 0,05 (Wilcoxon); + p < 0,05 (multipler Wilcoxon) (n:10)

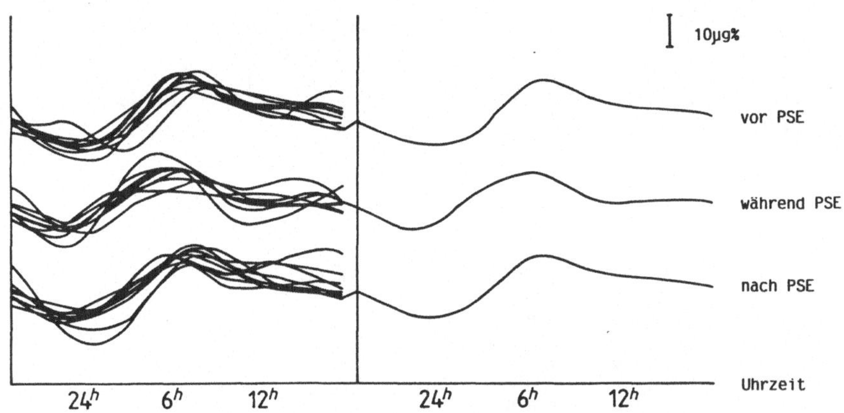

Abb. 21. Zirkadianer Kortisolrhythmus (μg%) – Kontrollgruppe vor, während und nach partiellem Schlafentzug (*PSE*)

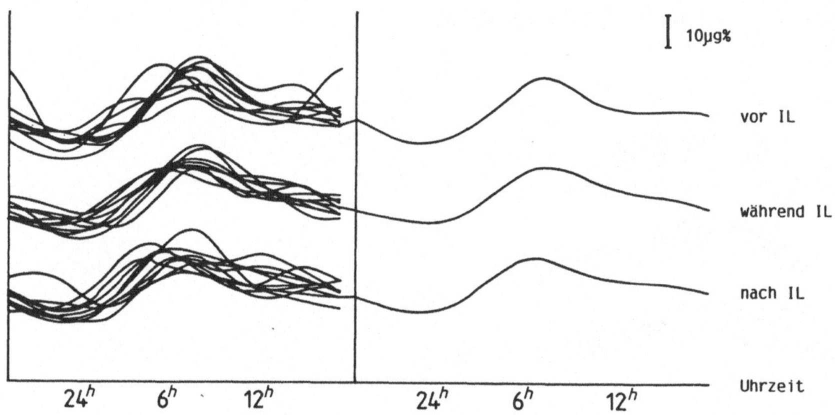

Abb. 22. Zirkadianer Kortisolrhythmus (μg%) – Kontrollgruppe vor, während und nach intensiver Lichtbehandlung (*IL*)

intensive Lichtbehandlung zeigte einen leichten Trend Richtung Abnahme der Kortisolkonzentrationen an (Tabelle 8).

Nach PSE wurde der Tiefpunkt des Tagesganges signifikant früher erreicht (23.00 Uhr), als in der Basis-24-h-Periode ($p < 0,05$) und die Minimal-Plasma-Konzentrationen lagen höher (Abb. 21 und Tabelle 8). Es wurden signifikante Unterschiede, den Tiefpunkt betreffend, zwischen IL-Periode und PSE sichtbar ($p < 0,05$). Der Minimalpunkt nach PSE trat früher auf als nach der IL-Behandlung am Abend. Ähnlich ergab sich ein signifikanter Unterschied je nach Behandlung zwischen dem Zeitpunkt maximaler Plasmakonzentration, die maximale Plasmakonzentration trat nach PSE früher als nach IL auf (Abb. 23). Schließlich wurde eine signifikante Abnahme der Amplitude nach PSE ($p < 0,05$) sichtbar.

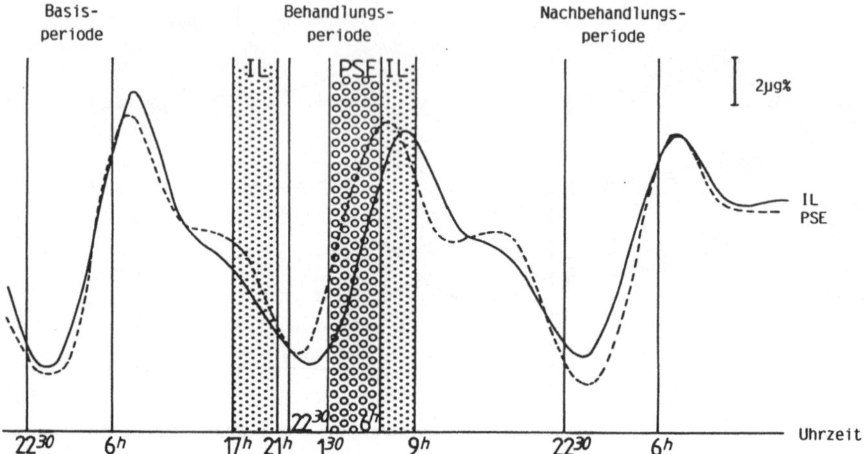

Abb. 23. Zirkadianer Kortisolrhythmus (μg%) – Kontrollgruppe vor, während und nach Behandlung mit intensivem Licht (*IL*) oder partiellem Schlafentzug (*PSE*)

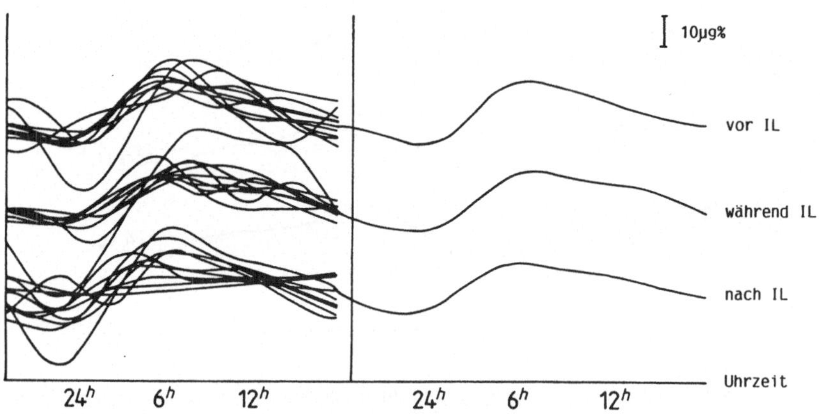

Abb. 24. Zirkadianer Kortisolrhythmus (μg%) – depressive Patienten vor, während und nach intensiver Lichtbehandlung (*IL*)

4.6.1.2 Depressive Patienten

Depressive Patienten zeigten signifikant frühere maximale Kortisol-Plasma-Spitzen in der Basis-Beobachtungs-Periode als gesunde Kontrollpersonen ($p < 0,05$) (Abb. 24 und 25).

Dieser Unterschied verschwand nach IL, trat wieder auf in der Nachbehandlungsperiode, und wieder wurde die maximale Plasmakonzentration bei depressiven Patienten früher erreicht (um 5.42 Uhr), verglichen mit gesunden Kontrollpersonen (7.06 Uhr).

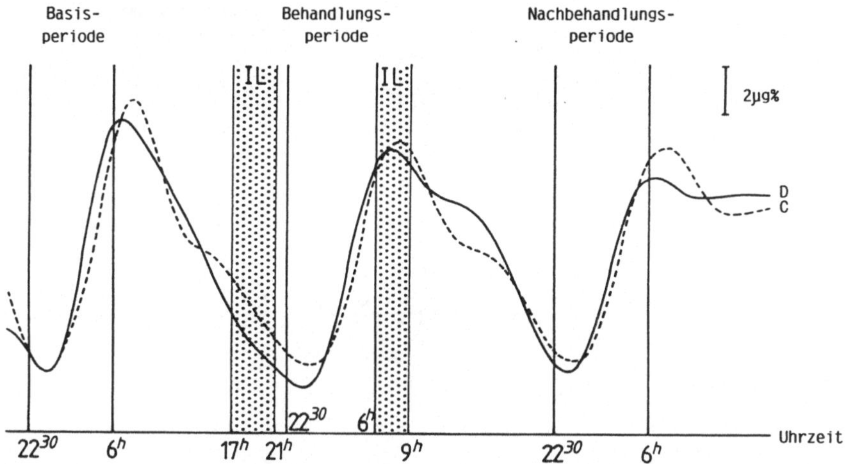

Abb. 25. Zirkadianer Kortisolrhythmus (μg%) – depressive Patienten (*D*) im Vergleich zur Kontrollgruppe (*C*) vor, während und nach intensiver Lichtbehandlung (*IL*)

Wie in Tabelle 9 zu sehen ist, lagen sowohl die Plasmaminimalwerte als auch die Maximalkonzentrationen höher in depressiven Patienten, als in gesunden Kontrollen. Der Intergruppenplasmakonzentrationswert erreichte einen signifikanten Unterschied in der Nachbehandlungsperiode, als die Patienten Minimalkonzentrationen von 5,9%, verglichen mit 2,9% in gesunden Kontrollpersonen, erreichten ($p < 0{,}05$).

4.6.2 Melatonintagesgang

In der Basisperiode unterschieden sich weder die Mittelwerte noch die Standardabweichungen der beiden Gruppen. In der Interventionsperiode unterschieden sich die Probanden unter IL-Therapie nicht von denen unter PSE-Therapie, und die Patienten unter IL-Therapie unterschieden sich von keiner Probandengruppe bezüglich der Mittelwerte (Abb. 26 und 27).

Die Phasenposition unterschied allerdings in der Kosinoranalyse (24-h-Periode) die beiden Gruppen. Die Akrophase der Patienten zeigte in dieser Position eine Tendenz, frühzeitig im 24-h-Gang aufzutreten (1.46 Uhr). Diese Tendenz zur Vorverschiebung war unter der Intervention IL nicht mehr sichtbar (2.38 Uhr). In der Nachbehandlungsperiode trat die Akrophase um 2.08 Uhr auf. Die Kosinoranalyse der Kontrollgruppe mit der Behandlung IL ergab bezüglich der Akrophasenposition keine Veränderungen (Basisperiode: 2.31 Uhr, Interventionsgruppe IL: 2.25 Uhr, Nachbehandlungsperiode: 2.32 Uhr). Die Kosinoranalyse der Kontrollgruppe mit der Behandlung PSE ergab bezüglich der Akrophasenposition, daß während der Intervention diese im 24-h-Gang eine frühere Position einnahm (Basisperiode: 2.48 Uhr, Interventionsperiode PSE: 1.58 Uhr, Nachbehandlungsperiode: 2.28 Uhr).

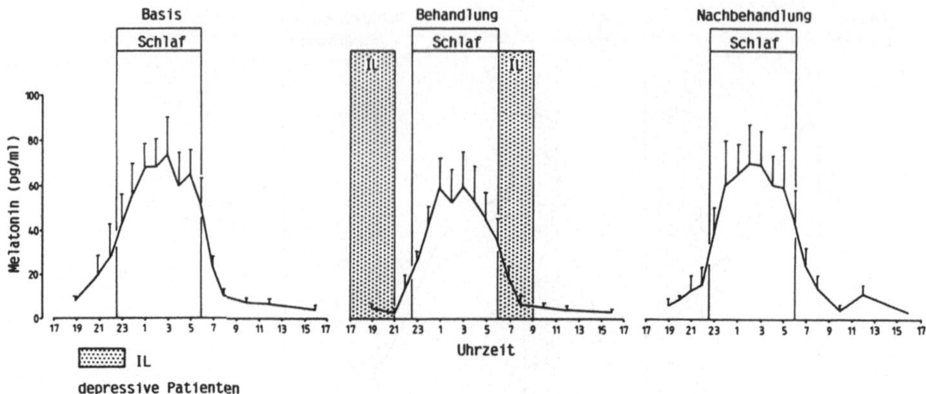

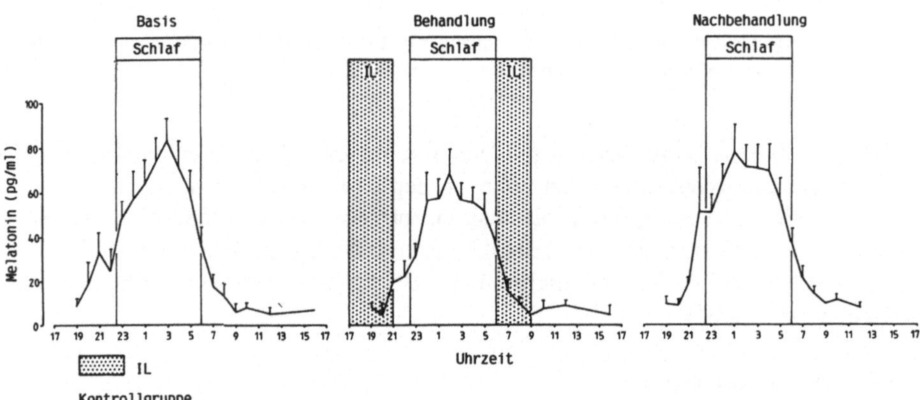

Abb. 26. Zirkadianer Tagesgang von Melatonin (pg/ml) in depressiven Patienten und Kontrollgruppe vor, während und nach intensiver Lichtbehandlung (*IL*)

Die Amplituden der Basisperioden unterschieden sich bei der signifikant vorhandenen 24-h-Periodik in der Kosinoranalyse nicht (Tabelle 10) – Probanden IL 37,2, Probanden PSE 30,1, Patienten IL 36,6. Die Amplituden der Interventionsperiode zeigten unter IL-Therapie eine geringe Verminderung (Probanden IL 30,5, Probanden PSE 33,8, Patienten IL 35,7). Die Amplituden der Nachbehandlungsperiode zeigten insgesamt eine leichte Vergrößerung (Probanden IL 42,0, Probanden PSE: 34,3, Patienten IL: 45,9).

Bezüglich der Mesorwerte zeigten sich in der Basisperiode folgende Werte: Probanden IL: 23,8 (± 5,1), Probanden PSE: 21,7 (2,4), Patienten 24,7 (± 3,5), in der Interventionsperiode: Probanden IL 18,5 (± 3,8), Probanden PSE 20,9 (± 3,5), Patienten IL 22,2 (± 2,7).

Bei der genauen Inspektion der Melatoninwerte fiel auf, daß sie im allgemeinen während des Tages sehr niedrig waren und rasch am späten Abend anstiegen,

80

Tabelle 9. Veränderungen im Kortisoltagesgang (μg%) mit intensivem Licht (L) in depressiven Patienten (D) versus gesunden Kontrollpersonen

Behandlung	Stunden (min.)	Cort. (min.)	Cort. (max.)	Stunden (max.)	Amplitude	Mesor
CL_2 (Basiswerte)	23,9 (0,8)	3,5 (1,8)	15,2 (2,6)	7,8 (0,9)	11,7 (3,7)	8,2 (1,7)
CL_3 (Behandlung)	0,1 (1,3)	3,1 (1,8)	14,6 (2,4)	7,6 (1,0)	11,6 (2,6)	7,8 (2,5)
CL_4 (Nachbehandlung)	23,7 (1,4)	2,9 (1,7)	13,5 (2,9)	7,1 (1,5)	10,7 (3,1)	8,7 (2,1)
DL_2 (Basiswerte)	23,3 (1,4)	5,3 (3,8)	17,9 (7,2)	6,7 (1,4)	12,6 (4,1)	11,2 (5,7)
DL_3 (Behandlung)	23,2 (1,3)	4,9 (3,3)	16,7 (8,8)	7,4 (1,8)	11,8 (6,4)	11,0 (6,6)
DL_4 (Nachbehandlung)	23,4 (1,5)	5,9 (4,0)	16,9 (7,6)	5,7 (1,3)	11,1 (6,3)	11,8 (6,5)
				CL_3 vs DL_4+		
CL_2 vs DL_2				*		
CL_3 vs DL_3						
CL_4 vs DL_4		*		*		

* $p < 0,05$ (Wilcoxon); + $p < 0,05$ (multipler Wilcoxon) (n:10)

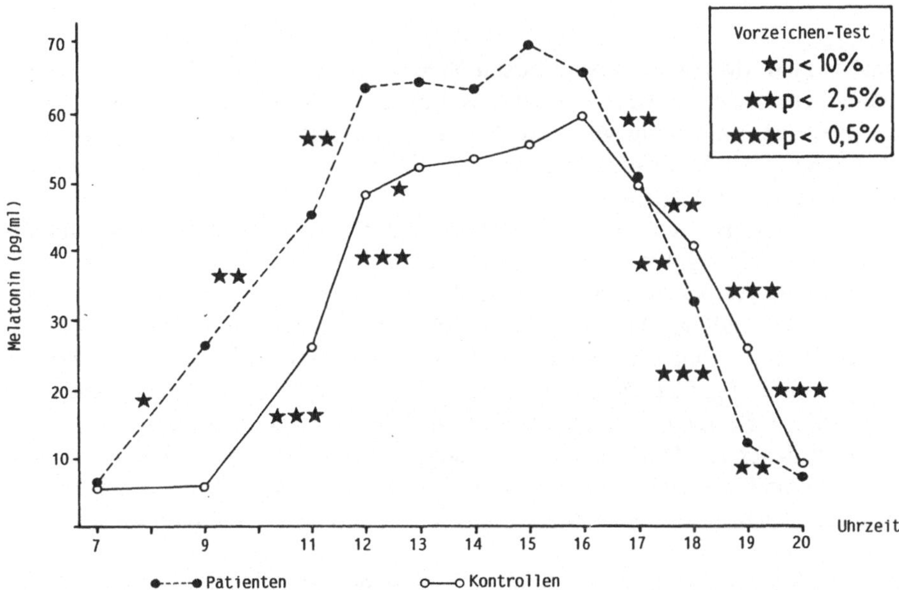

Abb. 27. Tagesgang der Melatoninwerte (Mediane): Vergleich Patienten zu Kontrollen

Tabelle 10. Melatonin – Kosinoranalyse. Synopsis der Population (Periodenlänge 24 h). *IL* = intensives Licht, *PSE* = partieller Schlafentzug

	Mesor	Amplitude	Akrophase	Uhrzeit	Wahrscheinlichkeit	
Basisperiode Kontrollgruppe (IL)	23,8	37,2	–37,8	2.31	0,0362	*
Behandlungsperiode Kontrollgruppe (IL)	18,5	30,5	–36,3	2.25	0,0280	*
Nachbehandlungsperiode Kontrollgruppe (IL)	20,0	42,0	–38,0	2.32	0,0623	
Basisperiode Depressive Patienten (IL)	24,7	36,6	–26,7	1.46	0,0007	**
Behandlungsperiode Depressive Patienten (IL)	21,5	35,7	–32,1	2.08	0,0006	**
Nachbehandlungsperiode Depressive Patienten (IL)	22,2	45,9	–32,2	2.08	0,0032	*
Basisperiode Kontrollgruppe (PSE)	21,7	30,1	–42,1	2.48	0,0008	**
Behandlungsperiode Kontrollgruppe (PSE)	18,8	33,8	–29,6	1.58	0,0502	
Nachbehandlungsperiode Kontrollgruppe (PSE)	20,9	34,3	–37,0	2.28	0,0876	

um bis zum Morgen auf einem hohen Niveau zu bleiben. Auf Grund der Unterschiedlichkeit der zeitlichen Verläufe während der Nacht und der Ungenauigkeit der niedrigen Meßwerte während des Tages entschlossen wir uns zur genauen Berechnung der Meßwerte dort, wo erstaunlich regelmäßig der rasche Anstieg, nämlich um 23.00 Uhr, erfolgte.

Um zu überprüfen, ob eine Behandlung mit IL einen Abfall der Melatoninwerte verursacht, gingen wir wie folgt vor:

Für jede Testperson wurden die Meßwerte nach Rängen geordnet und für den Tag der Behandlung, d.h. den zweiten Tag, die Summe der Ränge S bestimmt. Unter der Nullhypothese, HO, daß es keinen Behandlungseffekt gäbe, müßte die Rangsumme ungefähr gleich n(m+1)/2 sein, wobei m (m = 3) die Anzahl der Tage und n die Zahl der Testpersonen ist. Die Abweichung von S von diesem Wert ist daher ein Maß für die Änderung von HO. Es wird angenommen, daß kein übermäßiger Effekt eintritt, weil die Behandlung immer am selben Tag erfolgte. Nach diesem Testvorgang mußte HO auf dem 1%-Signifikanz-Niveau zurückgewiesen werden.

Im nächsten Schritt wurde überprüft, ob andere signifikante Unterschiede in den Melatoninwerten zwischen Patienten und Probanden bestünden. Für diesen

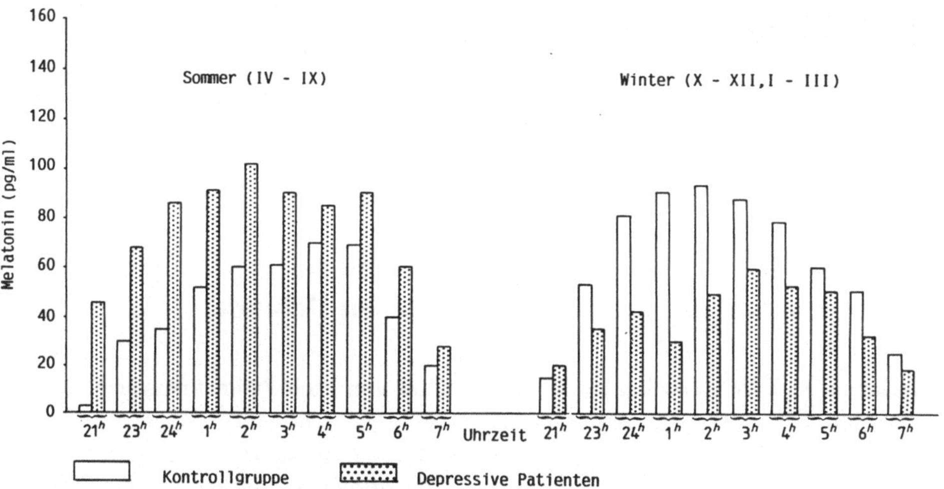

Abb. 28. Saisonale Variation der Melatoninsekretion

Zweck wurde ein adaptierter Wilcoxon-Test verwendet (die zwei kleinsten und zwei größten Werte wurden in dem Datenmaterial vernachlässigt).

Die Nullhypothese, daß kein Unterschied zwischen den Gruppen bestünde, wurde am 5%-Niveau der Signifikanz für alle Tage außer dem zweiten verworfen, was einen normalisierenden Effekt der Behandlung anzeigt.

Ein weiterer Überprüfungspunkt ergab sich bei der Betrachtung der Daten nach Sommer- und Winterwerten getrennt (Sommer IV–IX, Winter X–III).

Während bei den Melatoninwerten für die gesunden Kontrollpersonen eine Tendenz zu höheren Werten im Winter auffiel, war dies in der Summe für die Patienten nicht der Fall (Abb. 28).

Die Hypothese, daß die Melatoninsekretion im Sommer bei Patienten nicht höher ist als bei Probanden, wurde im Wilcoxon-Test auf dem 1%-Niveau der statistischen Signifikanz verworfen.

Insgesamt war diese gesamte Differenz der zwei Gruppen weniger am zweiten Tag evident, was ebenfalls einen normalisierenden Effekt der IL-Behandlung anzeigt.

5 Diskussion

5.1 Diskussion der psychopathologischen Befunde

Je länger sich Wissenschaftler für den Einfluß von Licht beim Menschen interessieren, desto klarer die Aussage, die generell gemacht werden kann:

Licht ist der stärkste Zeitgeber, der endogene zirkadiane Oszillatoren synchronisiert, die wiederum für die innere Organisation von Körperrhythmen sorgen (Czeisler et al. 1986).

Die Frage der Intensität ist noch nicht geklärt, es dürfte jedoch mit Intensitätsanstieg ein Anstieg der Zeitgeberfunktion resultieren, allerdings wird dieser Anstieg kein linear einfacher sein, sondern zusätzliche Faktoren wie Lichtempfindlichkeit, Länge der Lichteinwirkung, Position im Tagesgang, Lichtverarbeitung etc. werden diese Beziehung in ein komplexes Muster verändern. Die einzelnen Größen sind noch nicht ausreichend untersucht.

Eine wichtige Frage wird zu klären sein, nämlich wie antworten Photorezeptorzellen auf Licht? Dieser Frage gehen neue Studien nach und berichten, daß Lichtenergie in neurale Signale umgewandelt wird und beschreiben, wie individuelle Photorezeptorzellen des Auges die Absorption eines einzelnen Photos, oder eines Lichtquantums verarbeiten (Schnapf u. Baylor 1987):

Das Sehen beginnt mit der Konversion von gebündelter elektromagnetischer Energie, den sog. Photonen oder Quanten in neuronale Signale, die das Gehirn analysieren kann.

Diese Umwandlung wird in den Photorezeptorzellen des Auges vollendet. Jede Zelle absorbiert Licht von einem Bildpunkt und generiert ein elektrisches Signal, das die Lichtmenge, die empfangen wurde, darin verkodet.

Diese Signale werden durch eine komplizierte Synapsenreihe oder neuronale Verbindung von der Retina ins Gehirn geleitet. Dieser Prozeß erlaubt dem visuellen System Information über Form, Bewegung und Farbe zu erhalten.

Es existieren zwei Photorezeptorentypen: die Stäbchen, die schwaches Licht verarbeiten und überladen und signalunfähig bei Tageslicht werden und die Zapfen, die bei hohen Lichtmengen erfolgreich arbeiten. Das Zapfensehen ist räumlich und zeitlich detailreicher und erlaubt Farbensehen. Die menschliche Retina hat 3 Zapfenarten, die mit dem Farbpigment Rhodopsin arbeiten, wobei die Unterschiede in der Empfindlichkeit für kurze, mittlere und lange Wellenlängen bestehen, was die Basis für das Farbsehen darstellt.

Der molekulare Mechanismus der visuellen Verarbeitung sowie die zentrale Weiterverarbeitung der Photorezeptorsignale sind noch lange nicht geklärt. Der interne Transmitter und die Arbeitsweise der Nukleotidkaskade ist allerdings aufgeklärt, die unter der Kontrolle der Natrium-Permeabilität steht (Schnapf u. Baylor 1987).

Für die richtige zeitliche Abfolge biologischer Rhythmen ist die richtige Lichtverarbeitung nötig. Besonders die Lichtinformation, die im zentralen Schrittmacher, dem suprachiasmatischen Nukleus, verarbeitet wird, liefert dieUmweltbedingungen via Retina. Diese Projektionen der Retina erlauben dem suprachiasmatischen Schrittmacher den täglichen Licht-Dunkel-Adaptionsprozeß durchzuführen und die tägliche Photoperiode zu messen. Es scheint so zu sein, daß die Lichtverarbeitung im suprachiasmatischen Nukleus auf die Lichtintensität der morgendlichen und abendlichen Dämmerung und da vor allem auf Lichtänderungswerte empfindlich ist, allerdings fehlen ausführliche Messungen am Menschen (Meijer et al. 1986). Die Zellen, die im suprachiasmatischen Nukleus empfindlich auf Information von Änderung der mittleren Lichtintensitäten sind, können aber auch Absolutwerte kontinuierlicher Beleuchtung verarbeiten.

Bei Störungen der retinalen Lichtverarbeitung könnte es nun zu Beeinflussungen der zirkadianen Rhythmen kommen, und z.B. könnte retinal produziertes Melatonin impliziert sein in der Sensitivitätsregulation der Retina für Licht. Depressive Patienten könnten Änderungen in der Photosensitivität aufweisen, die durch Lithium oder Antidepressiva korrigiert werden könnten. Das heißt, die Hypothese lautet: der primäre Defekt in der depressiven Erkrankung könnte eine Veränderung der Funktion der Retina sein und Verhaltens- und neuroendokrine Veränderungen sind sekundäre Erscheinungen dieser Erkrankung (Steiner et al. 1987; Lewy et al. 1985).

Lithium vermindert die beta-adrenerge Rezeptor-Down-Regulation in Epiphyse und Retina, und der beta-adrenerge Bindungsrhythmus in der Retina verschwindet bei chronischer Lithiumanwendung. Diese Daten könnten erklären, warum Lithium chronopharmakologisch wirksam ist und zu einer Verlängerung der Körperrhythmen führt (Wilkinson et al. 1987). Lithium erhöht die visuelle Perzeption und beeinflußt positiv die individuelle Erwartung des nächsten Stimulus. Lithium zeigt keine einheitliche inhibierende Wirkung inter- und intraviduell unterschiedlich abhängig von unterschiedlichen neuen Reizen. Das mag der Grund sein, warum eine Verbesserung und eine Verschlechterung der visuellen Perzeption und anderer Formen kognitiver oder psychomotorischer Funktionen möglich sind (Kropf u. Müller-Oerlinghausen 1986). Ob hier primäre oder sekundäre Effekte gemessen werden, ist noch ungeklärt, sicher ist allerdings, daß chronische Lithiumanwendung Einfluß nimmt auf die visuelle Perzeption.

Wo die Störung der Lichtverarbeitung beginnt, welche Art und ob überhaupt eine vorliegt, ist noch weitgehend ungeklärt, allerdings ist es ein interessanter Forschungsansatz in der Depressionsforschung.

Der Einfluß von Licht bei gesunden Kontrollen ist auch in diesem Zusammenhang interessant und wurde zweifellos noch nicht genau untersucht. Es ist zu vermuten, und die Daten dieser Studie bestätigen die Annahme, daß die Befindlichkeit deutlich durch Licht beeinflußbar ist.

In der Von-Zerssen-Befindlichkeitsskala zeigte sich ein Unterschied in der abendlichen Befindlichkeit bei den gesunden Kontrollpersonen. Sie fühlten sich nach intensivem Licht wohler, nach partiellem Schlafentzug jedoch beeinträchtigt. Am Morgen zeigte sich das subjektive Wohlbefinden in der Von-Zerssen-Skala nach dem partiellen Schlafentzug signifikant beeinträchtigt, während sich ein erhöhtes Wohlbefinden nach intensivem Licht messen ließ.

Objektiv bewegten sich die Veränderungen im Rahmen der Norm (weniger als 6 Punkte Gesamtpunktzahl der HAMD-Skala).

Depressive Patienten unterschieden sich zunächst subjektiv und objektiv in den Ausgangsbedingungen (visuelle Analogskala, HAMD-Skala) von den normalen Kontrollpersonen, nach der intensiven Lichtbehandlung verschwanden diese Unterschiede subjektiv ununterscheidbar zwischen den Gruppen und objektiv signifikant meßbar. Die Probanden fühlten sich von der Lichttherapie im Gegensatz zum Schlafentzug nicht belastet. Allerdings bemerkten einige eine erhöhte Betriebsamkeit, innere Unruhe und einen Anflug von Gereiztheit. Die Patienten berichteten eher von einer entspannenden Wirkung, jedoch auch bisweilen von einer dysphorischen Stimmung. Gereizte Augen, Nausea oder Kopfschmerzen konnte die vorliegende Studie nicht beobachten, im Gegensatz zu anderen Studien (Wirz-Justice et al. 1985).

Wenn man die Amplitude der subjektiven Befindlichkeit genauer betrachtet, fällt auf, daß das Wohlbefinden im Laufe des Tages zunimmt, also auch beim Gesunden eine Tagesschwankung feststellbar ist. Allerdings führt sowohl die Lichtbehandlung als auch der partielle Schlafentzug fast zur Aufhebung dieser Schwankung.

Genau umgekehrt liegen die Aussagen für die depressiven Patienten, zunächst ist eine gleichmäßig schlechtere subjektive Stimmung der Basiswert, ohne Amplitude der Veränderung, während unter Licht sich eine Tagesschwankung einstellt.

Die Möglichkeit einer Befindlichkeitsänderung tritt also auf. Dies ist insbesondere wichtig, weil am Beginn der depressiven Erkrankung meist eine objektiv und subjektiv meßbare Tagesschwankung von den Patienten beschrieben wird, jedoch im Verlauf der Erkrankung der depressive Zustand fixiert bleibt und erst die Verlängerung des Tages, mittels Schlafentzug eine Tagesschwankung wieder induziert, also zur „abendlichen" Remission führt.

Daraus könnte man hypothetisch ableiten, daß eine Besserung durch Wiederermöglichung der Stimmungsvariabilität zustande kommt. Daß der partielle Schlafentzug beim Gesunden deshalb als so unerfreulich und belastend empfunden wird, weil keinerlei Stimmungsvarianz – hervorgerufen durch den Schlafdruck – mehr möglich ist.

Die Ansprechbarkeit der depressiven Patienten auf Licht, unabhängig von der Jahreszeit, scheint aus den Ergebnissen ableitbar zu sein. Allerdings dürften die SAD-Patienten leichter und rascher ansprechen und dramatische prompte Änderungen in der Befindlichkeit möglich sein. Dieser Unterschied läßt sich nicht aus der unterschiedlichen Depressionstiefe erklären, wie bisweilen in wissenschaftlichen Diskussionen vermutet wurde.

In welcher Weise der Zeitgebereffekt von Licht wirksam wird und wie sich dies auf die Befindlichkeit auswirkt, ist aus einer Akutwirkung von Licht nicht ableitbar. Allerdings wird in den hormonellen Parametern (s. Abschn. 5.4) sichtbar, daß zweifellos ein Zeitgebereffekt vorhanden ist. Auch aus den polysomnographischen Daten ist ein solcher Effekt deutlich interpretierbar (s. Abschn. 5.2).

Theoretisch muß zweifellos die Untersuchung längerer Zeiträume und von Freilaufbedingungen in Zusammenhang gebracht werden:

Aschoffs Gesetze seien für die Interpretation der Ergebnisse nochmals unterstrichen:

1. Aschoff-Gesetz: Für Tag-Lebewesen gilt, daß die Freilaufperiode der zirkadianen Aktivität normalerweise abnimmt mit zunehmender Lichtintensität. Je heller das konstante Licht ist, desto schneller läuft die „Uhr" des Tieres.
2. Das „zirkadiane Gesetz": Für Tag-Lebewesen gilt, je heller das konstante Licht ist, desto länger ist die Wachperiode unter Freilaufbedingungen und die Wachheit (= im Sinne von Arousal) nimmt zu, z.B. objektiviert durch Messungen der Psychomotorik, und diese Wachheit wird täglich prolongiert.

Licht könnte bei Depressiven eine Neueinstellung der inneren Uhr bewirken. Die Berichte Depressiver lauten immer wieder: die Zeit sei stehengeblieben, die Zeit sei leer, es gäbe keine Zukunft mehr und keine Hoffnung (Jaspers 1973; Berner 1982). Dazu kommt, daß: „Aktivität ein Phänomen zeitlicher Natur ist, sie gehört nicht dem Sein zu, sondern dem Werden. Genauer, sie enthält das Moment der Zukunft." Nur wenn diese Zukunftsdimension im Leben eines Menschen enthalten ist, im Sinne einer gerichteten Aktivität, kann der Mensch ein lebendiges, erfülltes Leben haben, wobei zu einem lebendigen Zeiterleben in der Gegenwart die Dimension der Vergangenheit ebenso gehört, wie die der Zukunft. Innere und äußere Zeitstruktur sind synergistisch miteinander verbunden. Ohne Gruppe und ohne Beziehung von Menschen zueinander ist kein kreatives Erleben von Zeit denkbar. Dieser zwischenmenschliche Raum benötigt zu seiner Entstehung aber auch die Begrenzung der Zeit, denn nur in der Begrenzung kann auch ein Zeitraum entstehen (Brubiel u. Seidler 1986; s. auch Abschn. 6.1).

In welcher Form diese „Neueinstellung" der inneren Uhr geschieht, läßt sich nur vermuten, allerdings dürfte dabei der Nucleus suprachiasmaticus eine wichtige Rolle spielen und die Wach-Schlaf-Periode (s. Abschn. 5.2) und die Ruheaktivität (s. Abschn. 5.3) Schlüsselpositionen einnehmen, die insbesondere durch Licht modulierbar sind.

5.2 Diskussion der polysomnographischen Erhebungen

Die polysomnographischen Untersuchungen zeigten bei gesunden Kontrollpersonen, daß intensives Licht, das von 17.00 bis 21.00 Uhr und 6.00 bis 9.00 Uhr gegeben wurde, die Schlaferhaltung und die Schlafarchitektur in den Folgenächten signifikant verbesserte. Die bessere Schlaferhaltung war charakterisiert durch eine signifikante Abnahme der Wachzeiten, der Aufwachzahl und einem Anstieg der Gesamtschlafzeit. Die Änderungen der Schlafarchitektur bezogen sich auf die Abnahme der Wachstadien, Zunahme von Delta-Schlafstadien und einer Tendenz zur Zunahme von REM-Stadien.

Partieller Schlafentzug bei gesunden Probanden führte zu einer verbesserten Gesamtschlafzeit, charakterisiert durch die Abnahme der Wachzeiten, Zunahme der Schlafeffizienz und der Gesamtschlafzeit. Die Schlafarchitektur zeigte Abnahmen der S1-Stadien, Zunahmen von S2- und REM-Stadien. Allerdings, im Gegensatz zur intensiven Lichtbehandlung, fand sich eine verbesserte, d.h. verringerte Schlaflatenz nach partiellem Schlafentzug.

Die subjektiv erlebte Schlafqualität wird nach beiden Interventionen verbessert, während die Aufwachqualität nach intensivem Licht verbessert wird, jedoch nach partiellem Schlafentzug signifikant verschlechtert ist. Während die Verbesserung der Schlafqualität nach Schlafentzug nicht überraschend war, diese ist schon 1978 von Papousek beschrieben worden, ist die Verbesserung nach intensivem Licht eher überraschend, zumal die Probanden „Normalschläfer" waren und angenommen werden kann, daß Licht eine aktivierende Rolle ausübt. In diesem Zusammenhang wird die Studie von Okudaira et al. (1983) wichtig, der unterstreicht, wie unregelmäßig und unphysiologisch die Lichtexposition im Alltagsleben ist, und daß daher dem Zeitgebereffekt von intensivem Licht auch für Gesunde nicht genug Bedeutung beigemessen werden kann. Die Autoren nahmen in ihren Untersuchungen an, daß die unregelmäßige Lichtexposition die Ursache für Schlafstörungen, chronobiologische Erkrankungen und Depression sein kann, und optimale Lichtexposition einen wichtigen normalisierenden Effekt auf den Schlaf-Wach-Zyklus ausüben könnte (Lingjaerde et al. 1985).

Zweifellos üben Verfahren wie partieller Schlafentzug und intensives Licht auf den Schlaf-Wach-Zyklus einen wichtigen Effekt aus. Die Daten unterstreichen, daß sowohl ein Zeitgebereffekt als auch spezielle Schlafanteile beeinflußt werden. Das heißt, insbesondere die Schlaflatenz und der REM-Schlaf werden durch diese Verfahren beeinflußt.

Bei gesunden Probanden wurde berichtet, daß morgendliche Gabe von Licht (6.00 bis 9.00 Uhr früh) eine Verkürzung der Gesamtschlafzeit bewirkt hätte (Dijk et al. 1987). Die morgendliche Anwendung von intensiver Lichtbehandlung bei SAD-Patienten, die definitionsgemäß eine Hypersomnie zeigen, scheint daher den Schlaf-Wach-Zyklus betreffend sinnvoll zu sein.

Wenn man die Phasenhypothese, d.h. die theoretische Annahme, daß depressiv Erkrankte eine Vorverlagerung der zirkadianen Rhythmik aufweisen, überdenkt, dann müßte eine Nachverlagerung des Schlafes, also ein verspätetes Zubettgehen eine ähnliche Situation schaffen wie in der Depression und folglich eine in Richtung Depressivität gehende Stimmungslage erzeugbar sein. Dies scheint in einer Studie der Fall zu sein (Surridge-David et al. 1987).

Andererseits schaffen in Jet-lag-Studien gerade die Ostwärtsflüge mit einer Anpassung in Richtung Phasenvorverlagerung bei weitem mehr Stimmungs- und vegetative Probleme, als Phasenverlängerungen. Dies erklärt sich aus den Freilaufuntersuchungen, wonach der normale Freilaufrhythmus eher bei 25 h liegt und daher Nachverschiebungen eher mit der physiologischen Gegebenheit laufen, als die gegensinnigen unphysiologischen Vorverschiebungen (Aschoff 1981).

Keinesfalls ist sicher, ob die REM-Verschiebungen wirklich Ausdruck von Phasenverschiebungen sind, zumal die verkürzte REM-Latenz zu jeder Tageszeit, wenn Depressive die Gelegenheit bekommen, sich schlafen zu legen, auftritt (Schulz u. Lund 1985).

Wieder stellt sich die Frage, ob nicht die Abflachung der Tagesrhythmik, die ungenauere Trennung von Schlaf-Wach-Rhythmus mit extremer Müdigkeit am Tag und vielen Wachzeiten in der Nacht die deutlichste Störung ist und eher der „Amplitudenverlust" das depressiogene Agens sind und die Besserung darin besteht, daß Schlafen und Wachen wieder genauer voneinander getrennt werden.

Bei depressiven Patienten zeigten die Ganz-Nacht-Aufzeichnungen einen normalisierenden Effekt von intensivem Licht den REM-Schlaf betreffend, denn die REM-Latenz nahm zu, während die durchschnittliche REM-Länge abnahm. Dies unterstreicht den starken Zeitgebereffekt von intensivem Licht (Wever et al. 1983). Die Depressionstiefe soll sich vermindern, wenn die REM-Störungen zurückgehen (Weitzman et al. 1982), wobei sich dies mit unseren Resultaten deckt. Ferner unterstützen die Ergebnisse der Studie die Zustandsvariabletheorie der So-REMS (Kupfer et al. 1984), eine Zustandsvariable, die durch intensives Licht beeinflußt werden kann.

Ein Vergleich zu trizyklischer antidepressiver Therapie mag zulässig sein: Plasmaspiegel von Trizyklika zeigen eine signifikante Korrelation zur REM-Latenz und durchschnittlichen REM-Aktivität. REM-Schlafänderungen korrelierten signifikant (z.B. REM-Suppression) mit Plasmaspiegeln, sowohl kurzfristig (4 Wochen) als auch langfristig (1–2 Jahre) (Kupfer et al. 1982). Eine ähnliche Korrelation scheint nach akuter intensiver Lichtexposition möglich.

Der deutlich normalisierende Effekt von intensivem Licht sowohl bei gesunden Probanden wie bei depressiven Patienten eröffnet ein Feld für weitere wichtige Forschung in diesem Gebiet.

Der Frage nachzugehen, warum gerade die REM-Phasen in der Depression eine wichtige Rolle spielen könnten und was ihre Normalisierung bedeutet, ist ein weiteres Feld für Fragestellungen. Eine Hypothese besagt, daß die generelle Aktivierung der Gehirntätigkeit im REM-Schlaf dazu dient, eine Basisaktivität des Gehirns sicherzustellen und der tiefen Hypnose tiefer Schlafstadien entgegenzusteuern. Andere Beobachtungen sprechen von der Bedeutung von REM-Stadien für Erinnern und Vergessen. Es könnte sein, daß REM-Schlaf, der unter der Kontrolle des Hirnstamms steht, den Transfer aus dem Zwischenspeicher im hippokampalen entorhinalen Kortex in den Langzeitspeicher des Gedächtnisses im Neokortex triggert.

REM-Schlaf, Melatonin und Monoamine scheinen an diesen Gedächtnistransfers beteiligt zu sein (Maurizi 1987).

Allerdings bleibt abzuwarten, was neue Studien zu dieser Hypothese beitragen.

Eine weitere Herausforderung für theoretische Überlegungen sind die raschen und großen Zeitgebereffekte auf die Körperrhythmen, ohne Veränderung des Schlaf-Wach-Rhythmus (Czeisler et al. 1986), die intensives Licht ausübt, und die Ergebnisse von Phasenverlagerungen mit Hilfe von Benzodiazepinen (im speziellen untersucht wurde Triazolam) (Turek u. Losee-Olsen 1986). Beide Untersuchungen unterstreichen die Bedeutung des Schrittmachers, des Nucleus suprachiasmaticus, der offensichtlich direkt auf intensives Licht antwortet – via Retina, oder aber im Falle der Benzodiazepine via GABA (Gamma-Aminobuttersäure). Es wäre eine Herausforderung, Antidepressiva auf ihre Wirksamkeit hin in diesem zentralen Schrittmacher zu untersuchen und die einzelnen wirksamen Agenzien zu vergleichen. Dazu kommt noch die Rolle von Melatonin, wobei die physiologische Funktion von Melatonin am ehesten in der Wirkung auf Schlafen und Wachen zu suchen sein dürfte, die ja noch keineswegs geklärt ist (s. Abschn. 5.4).

5.3 Diskussion der psychometrischen Befunde

Die Aufwachqualität und das Verhalten am frühen Morgen, objektiviert durch die psychometrischen Verfahren, zeigte eine Verbesserung der Aufmerksamkeit an sich, wie auch ihrer Variablität und der Konzentration nach intensivem Licht, während eine Verschlechterung der ersten beiden Variablen nach partiellem Schlafentzug gemessen wurde. Bei der gesunden Kontrollgruppe verbesserte sich die Reaktionszeit nach beiden Behandlungsarten, etwas besser noch in der Tendenz in der intensiven Lichtbehandlung als nach Schlafentzug. Die psychomotorische Aktivität zeigte eine Verbesserungstendenz in der Gruppe, die intensives Licht bekam. Die kritische Flimmerverschmelzung zeigte nach intensiver Lichtbehandlung eine leicht ansteigende Tendenz und verminderte sich signifikant am Morgen nach partiellem Schlafentzug.

Die Verbesserung der subjektiven und objektiven Aufwachqualität am Morgen, gezeigt durch die verbesserte Aufmerksamkeit, Konzentration und psychomotorische Leistung und Aktivierung des ZNS, die sich in der Veränderung der kritischen Flimmerverschmelzung widerspiegelt, kann der erhöhten Vigilanz der Probanden, die durch das Licht selbst zustande kam, zugeschrieben werden. Allerdings könnte auch eine wichtige Relation zu anderen Rhythmen bestehen. Die Kortisolhypersekretion wird z.B. für die kognitive Minderleistung bei Depressiven verantwortlich gemacht, allerdings gilt dies nicht für gesunde Probanden (Rubinow et al. 1984).

Das Konzept der Vigilanz ist ein schwer definierbares, und der Terminus selbst ist widersprüchlich (Head 1923). Vigilanz wird in diesem Zusammenhang ausschließlich als Verhaltensparameter definiert: Sie ist ein Indikator für die Bereitschaft eines Organismus, auf einen externen oder internen Stimulus adäquat zu reagieren. Ein zentral gelegener „Vigilanz-Kontrollapparat", der eine Input-, eine zentrale Koordination und eine Output-Komponente enthält, ist hypothetisch anzunehmen (Koella 1985).

Die kognitive Behandlungsmöglichkeit von Depressionen, die Koppelung Befindlichkeit – kognitive Fähigkeit, die oft verkannte Depressivität von Patienten, insbesondere von Alterspatienten, läßt einen Subtypus depressiver Patienten vermuten, wobei die kognitiven Defizite sich vor allem als Hemmung äußern dürften (Silberman et al. 1985). Vielleicht ist die saisonale depressive Erkrankung ein solcher Subtyp, und eine Erklärung wäre, daß Licht besonders wirksam ist auf das „Vigilanzniveau" sowohl gesunder Kontrollen als auch auf leistungsgehemmte depressive Zustände.

Den Aspekt der Vigilanzverminderung als das eigentliche psychophysiologische Korrelat und das wichtigste Substrat der Depression hat Bente in seinen Forschungen unterstrichen (Bente 1973). Besonders für die Kerngruppe der depressiven Patienten, im mittleren Alter, vor allem vom bipolaren Typus gelte, daß eine Vigilanzverminderung objektivierbar sei, langsame Wellen feststellbar seien, Schlafentzug hingegen brächte eine Frequenzbeschleunigung und damit Normalisierung (Bente 1976). Ähnlich sei auch die Situation im Intervall, wo sich ein normales Vigilanzniveau einstelle, im Gegensatz zur depressiven Phase, wenn im Erwachen eine Fehleinstellung des Vigilanzniveaus vor sich gehe. Daraus folgert Bente, daß auf Grund der Senkung der Vigilanz eine Erschwerung adaptiver Leistungen und kommunikativer Vollzüge resultiere. Die depressiven Patienten fokussieren schwer und perseverieren (Johnson u. Magaro 1987).

Intensives Licht scheint eine besonders aktivierende und leistungsverbessernde Wirkung zu haben, schon bei gesunden Kontrollpersonen, wo ja auch im genauen psychologischen Test keinerlei Leistungsminderung zu finden war. Dies dürfte auf den starken Zeitgebereffekt zurückzuführen sein, der die Körperrhythmen möglicherweise optimal synchronisiert und damit eine Leistungsverbesserung erreicht, noch dazu bei der oben erwähnten sonst üblichen unregelmäßigen naturfernen Lebensweise unserer Zivilisation.

Wenn man den Aspekt des Vigilanzniveaus herausstreicht, dann streicht man aber auch die diagnoseübergreifende Konsequenz heraus, nämlich daß viele Zustände mit verminderter Vigilanz verbunden sind: z.B. delirante Zustände, noopsychische Störungen, Störungen des Schlaf-Wach-Rhythmus, organisch bedingte Leistungsbeeinträchtigungen usw. Ob die antidepressive Wirkung als 1. Indikation der intensiven Lichttherapie haltbar ist, ist damit die Frage. Dies umso mehr, als ja nur ein kleiner Bereich depressiver Patienten, nämlich die SAD-Patienten, mit Monotherapielicht behandelt werden können, die anderen Nicht-SAD-Patienten zwar positive Teilwirkungen zeigen, die jedoch eher im nootropen Wirkbereich liegen.

Die Gruppe der depressiven Patienten unterschied sich zunächst, wie zu erwarten, von den gesunden Kontrollen durch beeinträchtigte Aufmerksamkeit, Konzentration, psychomotorische Aktivität und Leistung im Reaktionszeittest.

Alle Variablen wurden nach intensivem Licht, sowohl unmittelbar wie in der Nachuntersuchung positiv beeinflußt, bzw. signifikant verbessert. Daher gilt auch hier, daß das Vigilanzsystem aktiviert worden sein dürfte und über eine erhöhte Vigilanz die Leistungssteigerung zustandegekommen sein dürfte. Die Bereitschaft des Organismus, physiologisch adäquat zu reagieren, dürfte daher verbessert worden sein. Diese Verbesserung ist für die Patienten von erheblicher Bedeutung. Eine aktivierende Komponente, bzw. eine Antriebssteigerung, die sich in verbesserter Leistung niederschlägt, kann sich günstig auf das Krankheitsbild auswirken und mit hoher Wahrscheinlichkeit auch für andere Krankheitsbilder, in denen noopsychische Beeinträchtigungen im Vordergrund stehen, von Bedeutung sein. Primär leistungsbedingte Störungen könnten durch den Einfluß von intensivem Licht erheblich verbessert werden, und eine nootrope Wirkung, die therapeutisch vielversprechend ist, kann angenommen werden (s. Abschn. 6.3). Die Herausforderung dieser Ergebnisse, die uns vermuten lassen, daß ein leistungssteigernder, nootroper Effekt bei Gesunden sowie bei depressiven Patienten zu finden ist, ganz im Gegensatz zum partiellen Schlafentzug, der hier in seiner Wirkweise deutlich abgegrenzt werden kann, im Gegensatz zu anderen Variablen, wo beide Therapien gleichsinnig wirken (s. Abschn. 5.1 und 5.2), hat zu weiteren Studien geführt:

Zur Zeit wird ein Wirkprofil des „Psychopharmakons" intensives Licht mittels Pharmako-EEG an der Universitätsklinik Wien zusammen mit Prof. Saletu erstellt, um diese These zu überprüfen. Klinische Studien mit Alterspatienten und prädeliranten Patienten scheinen diese Annahmen deutlich zu unterstreichen und werden in den entsprechenden Abschnitten noch besprochen (s. Abschn. 6.3.2 und 6.3.4).

5.4 Diskussion der hormonellen Befunde

5.4.1 Kortisol

Die Untersuchung der gesunden Probanden, die eine Verbesserung der subjektiven und objektiven Aufwachqualität ergab, die durch verbesserte Aufmerksamkeit, Konzentration, psychomotorische Leistung belegt wurde und die auf eine ZNS-Aktivierung – gezeigt durch die kritische Flimmerverschmelzung – schließen läßt, zeigt, daß eine erhöhte Vigilanz die Ursache für die verbesserten Variablen sein könnte.

Allerdings könnten auch andere Ursachen, wie z.B. der Zusammenhang zur Kortisolsekretion und kognitiven Beeinträchtigung bei Hyperkortisolismus, in depressiven Patienten eine Rolle spielen. Eine signifikante Abhängigkeit von Kortisolhypersekretion und Leistungsfähigkeit konnte bei depressiven Patienten nachgewiesen werden, nicht aber bei den Probanden (Rubinow et al. 1984).

Der Zusammenhang von Kortisolsekretion und Schlafvariablen scheint abermals, durch die vorliegende Untersuchung verdeutlicht, nicht ein absolut gekoppelter zu sein (Weitzman et al. 1981). Trotz deutlicher Verbesserung der

Einschlaflatenz und signifikanter Verminderung der Wachzeiten, sowie Erhöhung der Totalschlafzeit, signifikanter Abnahme von S1 und Zunahme von S4, kam es zu keiner Änderung der Kortisol-Phasenposition der Akrophase. Allerdings zeigten die Probanden nach Schlafentzug einen signifikant früheren Tiefstwert der Kortisolsekretion, so daß sich die Tiefstwerte je nach Behandlung intensives Licht oder partieller Schlafentzug voneinander signifikant in der Kontrollgruppe unterschieden.

Es kann daraus geschlossen werden, daß die Kortisol-Minimal-Position im Tagesgang abhängig ist von der Schlafdauer, d.h. daß eine Schlafverkürzung zur Vorverlagerung des Sekretionsminimums führt.

Die Akrophase der Kortisolsekretion scheint jedoch vom Schlaf-Wach-Zyklus unabhängiger zu sein (Linkowski et al. 1986). Obwohl sich in den Schlafparametern wie Einschlafzeit und Schlafdauer während der intensiven Lichtbehandlung bei depressiven Patienten nichts geändert hat, verschob sich die pathologisch vorverlagerte Akrophase der Kortisolsekretion auf einen Normalwert, der unter der intensiven Lichtbehandlungsperiode nicht mehr von gesunden Probanden unterscheidbar war. Die Normalisierung wich in der Nachuntersuchung wieder dem pathologischen Zeitpositionswert der Akrophase.

In einer Jet-lag-Studie, die zwischen Chicago und Brüssel mit 5 männlichen gesunden Probanden durchgeführt worden war, zeigte sich im Vergleich der Ausgangswerte in Brüssel zu den Ankunftswerten von Chicago einen Tag nach dem Flug, daß die Kortisol-Akrophase bereits 2 h Richtung Synchronisation Chicago-Zeit verschoben war, während die Kortisol-Minimalsekretion nach der Brüssel-Zeit synchronisiert war (van Cauter et al. 1985).

Diese Daten unterstreichen unsere Ergebnisse, nach denen Licht schon nach einer Behandlung die Akrophase der Kortisolsekretion bei depressiven Patienten normalisiert, während die Zeitposition der Minimalsekretion nicht verändert wird. Die Position der Akrophase hat demnach auch wenig mit Schlafvariablen zu tun, weil diese sich in unserer Studie sicher nicht bezüglich Schlafdauer und Einschlaflatenz verändert haben. Anders dagegen stellt sich die Kortisol-Tiefstsekretion im Tagesgang bezüglich ihrer Abhängigkeit von der Schlafdauer dar, weil hier nach partiellem Schlafentzug, d.h. einer Verkürzung der Schlafdauer, eine signifikante Vorverlagerung des Sekretionsminimums eintrat.

Aus diesen Tatsachen läßt sich ableiten, daß die adrenokortikotrope Periodizität augenscheinlich aus der Interaktion zweier unterschiedlicher Komponenten besteht, nämlich der Maximalperiode und der Ruheperiode, die auf Zeitverschiebungen unterschiedlich antworten (van Cauter et al. 1985).

Im Menschen wurde die 24-h-Variation des Plasmakortisols oft als Marker für den aktuellen Zustand der zirkadianen Uhrzeit benutzt, und die Position der Akrophase stand für die uhrzeitliche Gesamtposition des Kortisolrhythmus. Bei genauer Betrachtung dieser Problematik erweist sich diese vereinfachte Sichtweise jedoch als unzulässig und falsch. Auch andere Rhythmen, z.B. Prolaktin (van Cauter 1985), dürfen nicht bezüglich ihrer Zeitposition aus einigen wenigen Punkten beurteilt werden, insbesondere können Akrophase und Minimalsekretionsphase nicht als zueinander konstant angenommen werden. In pathologischen

Situationen, wie z.B. bei Zeitverschiebungen oder in psychiatrischen Krankheiten, ist es sicher unzulässig, einen Untersuchungspunkt in Beziehung zum 24-h-Gang zu setzen.

Eine Verknüpfung von Kortisolsekretion und psychopathologischen Veränderungen, z.B. Stimmungsschwankungen depressiver Patienten, wurde gleichfalls hergestellt:

Einerseits wird berichtet, daß Hyperkortisolsekretion nicht mit Depressionstiefe in Verbindung zu bringen ist, andererseits jedoch, daß der Beginn depressiver Verstimmung mit einem Anstieg des freien Kortisols im Harn korreliert (Caroll 1976; Kathol 1985).

Erstaunlich bei der Vielfalt der Daten für Kortisol und Depression ist die Tatsache, daß bei SAD-Patienten praktisch keine Daten existieren und hier keine Unterschiedlichkeiten oder Gemeinsamkeiten diskutiert werden können. Dieses Feld ist noch völlig unbeforscht. Bei unserer Untergruppe SAD-Patienten ergaben sich keinerlei Hinweise auf eventuelle Unterschiedlichkeiten. Es darf daher nach heutigem Wissensstand angenommen werden, daß keine spezifischen Veränderungen in SAD-Patienten zu finden sein werden, Licht allerdings sehr wohl einen Einfluß nimmt wie unsere Daten zeigen.

Ein Hinweis von Halbreich et al. (1986) ist im Zusammenhang mit SAD-Patienten interessant, weil gerade diese Patientengruppe im Vorfeld häufig prämenstruelle Störungen aufweisen, was eine Art erhöhte Vulnerabilität für SAD in späteren Jahren bedeutet. Halbreich et al. (1986) beschreiben, daß physikalische, Verhaltens- und Stimmungsänderungen während der späten Lutealphase im Menstruationszyklus der Frau auftreten. Manchmal sind diese prämenstruellen Veränderungen so schwer, daß sie das prämenstruelle Syndrom konstituieren und die Lebensweise dieser Frauen und ihre Beziehungen zur Umgebung sehr schwer beeinträchtigen. Die hormonellen Veränderungen können im Verlauf der Zeit wichtig für weitere Symptomprovokationen werden. Das prämenstruelle Syndrom kann sich mehr und mehr verschlechtern, besonders nach stärkeren Schwankungen der gonadalen Hormone (hervorgerufen durch Schwangerschaft, post partum, Kontrazeptiva etc.). Frauen mit prämenstruellem Syndrom entwickeln daher eine Post-partum- Erkrankung (Laktationspsychose, z.B.) und vice versa. Es gibt auch eine Assoziation zu SAD, dysphorische Erkrankungen und Erkrankungen des manisch depressiven Formenkreises. Die Hypothese könnte lauten, daß die wiederholten Destabilisierungszyklen, die mit hormonellen Fluktuationen und Abbrüchen, besonders wenn diese desynchronisiert verlaufen, als zündender Prozeß für eine affektive Erkrankung wirken. Dies mag der Grund sein für die sich im Laufe der Zeit verstärkenden prämenstruellen Beschwerden mit erhöhter Sensibilität auf externe und interne Stimuli. Die Zunahme der Beschwerden mit dem Lebensalter läßt sich daraus auch ableiten, bis zum Sistieren der Entwicklung in der Menopause. Allerdings lassen sich aus diesen Überlegungen keine schlüssigen Erklärungen der dahinterliegenden Mechanismen ableiten.

Die positive Wirkung von intensivem Licht läßt sich allerdings gut verstehen, weil der starke Zeitgebereffekt einen synchronisierenden Einfluß auf eine hypothetisch angenommene hormonelle Desynchronisation hätte und durch die erhöhte Leistungsfähigkeit kognitive Copingmechanismen eingesetzt werden können.

Eine Freilaufuntersuchung eines Patienten mit klaren Stimmungsschwankungen von 48 h ergab, daß die unipolar depressiven Stimmungszyklen ihre 48-h-Periodizität beibehielten, der Kortisolrhythmus (freies Kortisol im Harn) und der Temperaturrhythmus ihren 24-h-Tagesgang beibehielten, während der Ruhe-Aktivitäts-Rhythmus eine 19,5-h-Periodizität ausbildete (Dirlich et al. 1981). Daraus schließen die Autoren, daß in diesem Fall nicht der Ruhe-Aktivitäts-Rhythmus der Zeitgeber der Stimmungszyklen ist, wie in einer früheren Untersuchung mit einem künstlichen 22-h-Tag vermutet worden war (Jenner et al. 1968).

Die Stimmungsänderungen dürften eher einen endogenen Zeitgeber haben, als daß sie abhängig von einem anderen biologischen Rhythmus sind, jedoch könnte ein depressiver Prozeß von einem Signal der zirkadianen Uhr, das zu einer bestimmten zirkadianen Uhrzeit wirksam sein könnte, getriggert werden (Dirlich et al. 1981).

Nachdem depressive Phasen ja selten so genau dem geophysischen 24-h-Gang entsprechend getriggert werden, müssen auch andere, vielleicht wahrscheinlichere, Komponenten ins Kalkül gezogen werden. Zirkaannualschwankungen bieten sich hier insofern an, als die Manifestation depressiver Phasen häufig ein Maximum im Herbst und im Frühjahr erfährt und somit eine jahreszeitliche Triggersituation denkbar wäre (Kathol 1985).

Das Hormon Kortisol betreffend könnte nun bei genauerer Betrachtung eine gewisse Häufung von höheren Tagessekretionswerten im Sommer in depressiven Patienten festgestellt werden, allerdings fehlt für eine genaue Analyse in dieser Studie eine hohe Fallzahl. Der Aspekt der jahreszeitlichen Irregularität ist jedoch erwähnenswert, weil andere Studien zeigten, daß symptomfreie depressive Patienten kein normales zirkaannuales Muster ihrer Kortisolsekretion (freies Kortisol im Harn) aufwiesen. Die Jahresakrophase liegt bei gesunden Probanden im Winter bzw. im April (Kathol 1985; Touitou et al. 1983), die Jahrestiefstwerte im Sommer. Daraus ergaben sich in der Kathol-Studie die größten Differenzen zwischen symptomfreien depressiven Patienten im Sommer gegenüber den gesunden Kontrollpersonen, ein Ergebnis, dem unser Trend entspricht.

Die jahreszeitliche Rhythmizität weisen allerdings bei Gesunden-Untersuchungen nur die jungen Probanden auf, während die älteren gesunden Probanden (im 8. Lebensjahrzehnt) diese nicht mehr zeigen (Touitou et al. 1983).

5.4.2 Melatonin

Der klare 24-h-Tagesgang mit geringen Tageswerten, die kaum über der Grenze der Analysemöglichkeit des Radioimmunoassays liegen, sowie dem klaren nächtlichen Anstieg, der sich sehr stabil, erstaunlich regelmäßig und gut replizierbar darstellt, läßt das Hormon Melatonin besonders interessant werden. Die Analyse der Mittelwerte ergab keine Unterschiede zwischen gesunden Probanden und depressiven Patienten. Allerdings konnte, wenn die Gruppen im Jahresgang getrennt nach Sommer (April bis September) und nach Winter (Oktober bis März) analysiert wurden, eine Unterschiedlichkeit dargestellt werden. Die Melatoninwerte der Patienten waren entscheidend höher, auch die Breite der Sekretionsperiode in der Nacht war bei Depressiven länger als bei gesunden Kontrollen.

Im Vergleich zu den relativ hohen Sommerwerten konnte eine geringere Sekretion im Winter bei den depressiven Patienten objektiviert werden, wenn auch nicht in dem Ausmaß, daß man von einem „low melatonin-syndrom" sprechen könnte (Beck-Friis et al. 1984; Claustrat et al. 1984). Allerdings wurden die Untersuchungen in Wien durchgeführt, und der Einfluß des Breitengrades ist zu bedenken.

Es könnte sich also um eine saisonale Dysregulation handeln und der positive Effekt der IL-Therapie vor allem dann in Erscheinung treten, wenn hohe Sommerwerte prophylaktisch mittels IL behandelt würden und damit die saisonale Verteilung wieder normalisiert werden könnte. Allerdings kann es sich möglicherweise auch um einen Kompensationsmechanismus im Sinne einer Selbstregulationstendenz handeln, wenn man die tranquillisierende und einschläfernd-physiologische Wirkung von Melatonin bedenkt (Smith 1983). Die Durchschlafstörung und der Etappenschlaf depressiver Patienten könnten darauf hinweisen, daß vermehrte Melatoninsekretion in der Lage ist, diese Störung hintanzuhalten, doch nach Erschöpfung dieses Mechanismus die Durchschlafstörung auftritt und auch noch weitere psychopathologische Veränderungen, insbesonders Biorhythmusstörungen, getriggert werden könnten. Diese Verbindung Schlaf – Melatonin verdient nach den Daten der vorliegenden Studie eine besondere Aufmerksamkeit:

Bei der Analyse des Tagesganges fiel auf, daß die Position der Akrophase (physiologisch ca. um 3.00 Uhr nachts) nicht so sehr von Licht, auch nicht von intensivem Licht, sondern eher von der Schlafdauer beeinflußt wird. Die Position der Akrophase verändert sich durch partiellen Schlafentzug deutlich um mehr als 1 h in Richtung Sekretions-Maximum-Vorverlagerung.

Das heißt, es könnte eine gewisse Abhängigkeit des Zeitpunkts der Melatoninmaximalsekretion von der Schlafdauer abgeleitet werden. Dies wird insofern interessant, weil ja die Minimal-Kortisolsekretion, die immer im Zusammenhang mit Melatonin als sog. „Melatonin-Kortisol-Ratio" diskutiert wird (Wetterberg et al. 1979), ebenfalls von der Schlafdauer abhängig ist.

Es könnte daher sein, daß die Akrophase der Melatoninsekretion die Schlafdauer der Patienten widerspiegelt und eine Verschiebung der Akrophase dadurch nach partiellem Schlafentzug bei gesunden Probanden auftreten muß.

Unter diesem Aspekt betrachtet, erscheint die Studie von Lewy et al. (1980) problematisch, in der die Probanden um 2.00 Uhr nachts geweckt wurden und damit ein Weckeffekt und eine zusätzliche Schlafdauerveränderung Lichteffekte vortäuschen. Die Schlafdauerveränderung dürfte einen deutlicheren Effekt haben als der Lichteffekt.

Die Problematik der Melatoninsuppression wird nochmals klarer, wenn man bedenkt, daß depressive Patienten ohnehin eine Schlafverkürzung und einen Etappenschlaf und daher gegenüber gesunden Probanden eine veränderte Melatoninsekretion zeigen und die Melatoninsuppression nicht oder zumindest nicht monokausal als Supersensitivität gegenüber Licht interpretiert werden muß.

Als Ergebnis dieser Studie, die sich in Übereinstimmung mit der neuesten Literatur befindet, ist zu sagen, daß Melatonin und Melatoninsuppression als Erklärungsmodell für depressive Zustände nicht mehr in Frage kommen (Wehr et al. 1986; Rosenthal et al. 1986). Auch der große interindividuelle Unterschied und das Vorkommen geringster Melatoninsekretion bei gesunden Probanden läßt die Relevanz der Tagessekretion, die sich eher durch enorme Stabilität als durch Variabilität auszeichnen dürfte, für depressive Zustände als fraglich erscheinen (Waldhauser u. Dietzel 1985).

Neue Ergebnisse, die Melatoninsupprimierbarkeit betreffend, stellen auch die zunächst beobachteten Unterschiede zwischen depressiven Patienten und gesunden Kontrollen wieder in Frage (Lewy et al. 1980; Bojkowski et al. 1987): Die Lichtmenge von 300 Lux reichte aus, um bei gesunden Probanden nach Mitternacht (0.30 Uhr) die Melatoninsekretion zu unterdrücken, das ist eine geringere Lichtmenge, als Lewy in seinen Experimenten (2.00 Uhr) als „Supersensitivität" Depressiver beschrieben hat.

Es sei nochmals unterstrichen, daß die physiologische Funktion von Melatonin nicht in der täglichen Veränderung liegt, sondern eher längerfristige Rhythmen regelt und Umweltänderungen die Melatoninsekretion bestimmen, nicht interne Stimuli.

Die einzige kurzfristige physiologische Funktion von Melatonin scheint die schlafanstoßende und antikonvulsive Wirkung zu sein (Demisch et al. 1987). Allerdings soll diese schlafanstoßende Wirkung besonders bei äußeren Erfordernissen, also umweltbedingten raschen Änderungen, zum Tragen kommen (Arendt et al. 1987), wie dies auf Fernreisen der Fall ist (Jet-lag): hier ist Melatonin in der Lage, umweltbedingte Schlafstörungen und Stimmungsschwankungen zu normalisieren. Auch bei sozial bedingten abnormen Anpassungserfordernissen, z.B. der Notwendigkeit, um 3.00 Uhr früh aufzustehen, um den Beruf als Bäcker auszuüben, kann es zu beobachtbaren Verschiebungen der Melatoninsekretion kommen, die dann nicht starr gekoppelt der Licht-Dunkel-Adaptation, sondern dem vorverschobenen sozial bedingten Tagesgang folgt, mit der Maximalsekretion von Melatonin noch während der hellen Periode (Waldhauser u. Dietzel 1985).

Außer Licht und Dunkel, soziale Faktoren, adrenerge Substanzen und Antidepressiva gibt es noch andere Substanzen, die die Melatoninproduktion beeinflussen können. DSIP ist besonders in Hinblick auf die schlafanstoßende Wirkung von Melatonin bemerkenswert. DSIP ist ein Peptid (delta-schlaf-induzierendes Peptid), das einen dosisspezifischen Effekt, der kurzfristig ist, auf den Serotoninmetabolismus in der Zirbeldrüse ausübt (Daknin et al. 1986).

Damit werden Daten verständlicher, nach denen depressive Patienten vom SAD-Typ auch ohne Veränderung der Melatoninsekretion und ohne Suppression derselben auf IL ansprechen (Weht et al. 1985; Rosenthal et al. 1985).

Aber nicht nur die Akrophasenposition im 24-h-Gang, auch die Amplituden werden durch intensives Licht und durch partiellen Schlafentzug bei gesunden

Probanden verändert, genauso wie die Mesorwerte: eine leichte Verringerung wird sichtbar, wieder ergibt sich der Hinweis auf die Bedeutsamkeit der Schlafdauer, die zumindest mit einen Einfluß ausübt.

Diese Sicht erklärt auch die vorläufigen Ergebnisse von Rosenthal et al. (1985), nach denen SAD-Patienten, die ja eine verlängerte Schlafdauer aufweisen, eher mehr Melatonin sezernieren als ihre gesunden Kontrollen.

Jimerson et al. (1977) fanden bei Patienten mit der Diagnose „Primary affective disorder" vor und nach Schlafentzug keine Unterschiede in der Melatoninkonzentration im Harn. Außer der Kritik, daß der Assay vielleicht zu insensitiv gewesen ist, könnte der Zusammenhang zwischen Durchschlafstörungen und Schlafentzug diese negativen Resultate mit aufklären helfen.

Daher scheint das wichtigste Resultat der vorliegenden Studie, das Hormon Melatonin betreffend, nicht die zirkadiane Problematik zu sein, sondern die zirkaannualen Bedingungen.

Im Anschluß an die Studien, die die saisonalen Verhaltensänderungen bei Tieren beschreiben und dort die Triggerfunktion von Melatonin in der Synchronisation zum Zirkaannualrhythmus unterstreichen, läßt sich vermuten, daß Melatonin immer dann ein therapeutisches Agens ist, wenn rasche Umweltänderungen eintreten, verknüpft mit Störungen der zirkadianen Rhythmen. Dies ist bei Zeitzonensprüngen (Jet-lag), Schichtarbeit etc. der Fall. Dies ist besonders für die Erkrankung der gehemmten Depression bedeutsam, weil die saisonale Manifestation ein wichtiges Ergebnis der bisherigen psychopathologischen Forschung ist.

Es könnte sich bei der gehemmten Depression um einen Zustand veränderter jahreszeitlicher Funktion der Zirbeldrüse handeln, und somit könnten sowohl Maßnahmen, die eine Melatoninsekretion erhöhen, als auch Maßnahmen, die diese vermindern (IL), von therapeutischer Bedeutung sein. Es handelt sich vielleicht um ein verschobenes zirkaannuales Gleichgewicht, das je nach Funktionszustand und Verschiebung zur Pathologie in die eine oder andere Richtung hin in Richtung Normalität verändert werden muß.

Bei der vorliegenden Untersuchung konnte jedenfalls gezeigt werden, daß IL bei der Patientengruppe in der Lage war, einen normalisierenden Effekt auf die Melatoninsektion auszuüben und sich der Interventionstag immer als der, an dem Gruppenunterschiede verschwanden, darstellte.

Es sei ferner darauf hingewiesen, daß der Funktionszustand im Tagesgang auch insofern relativ gesehen werden muß, als möglicherweise nicht absolute Lichtmengen entscheidend sind, sondern die Frage: Relativ zu welchen Lichtmengen tritt die größte Lichtmenge wann auf? Denn diese Relationen üben dann den synchronisierenden Effekt zum geophysischen Tag des Lebewesens aus (Lynch et al. 1985). Licht wird zu den verschiedenen Helligkeitswerten während des Tages im Vergleich interpretiert, und es könnte ohne weiteres spekuliert werden, daß sog. „gedämpftes" Licht (300 Lux) dadurch therapeutisch wirksam wird, daß es die hellste Stufe im Tagesgang darstellt und daher vom Organismus als Zeitgeber genützt wird (Wirz-Justice 1986), während die restlichen noch gedämpfteren Lichtqualitäten für den Organismus nicht mehr entscheidend sind.

Nachdem auch Benzodiazepine eine Umstellung der inneren Uhr erreichen können, ist ein Aspekt interessant, nämlich die Tatsache, daß periphere und zentrale Benzodiazepin-Bindungsstellen in der menschlichen Zirbeldrüse existieren. Die schlafanstoßende Wirkung, die antikonvulsive Wirkung und die Modulation biologischer Rhythmen könnten mit Interaktionen an diesen Bindungsstellen in Zusammenhang gebracht werden. Benzodiazepine erhöhen die Norepinephrinstimulation der Melatoninsynthese in der Rattenzirbeldrüse über periphere Benzodiazepin-Bindungsstellen. Melatonin könnte möglicherweise dann selbst einen angstlösenden Effekt auf die Tiere ausüben (Suranyi-Cadotte et al. 1987).

Weitere Tierstudien ergaben jedoch, daß die Phasensprünge, die das Benzodiazepin Triazolam induziert, nicht über Augen oder Zirbeldrüse vermittelt wird, weil auch nach Blendung und Pinealektomie der Effekt unvermindert bei den untersuchten Hamstern weiter bestehen blieb (Reeth et al. 1987).

Auch Melatonin, das außerhalb der Zirbeldrüse produziert wird, scheint einflußreich zu sein. Allerdings sind die Zusammenhänge noch ziemlich unklar. Touitou et al. (1986) berichten von verminderten Sekretionswerten von Melatonin bei Patienten mit funktionellen Alterationen der Retina. Eine Uveitis führte zu einer verminderten nächtlichen Melatoninsekretion, ähnlich den Ergebnissen von Tierexperimenten, wo eine Autoimmun-Uveitis zu einer Zirbeldrüsenentzündung führte, nachdem ein retinales Antigen die Uveitis induziert hatte.

Studien mit Antidepressiva im Tierexperiment zeigten, daß die akute Administration einer Reihe von antidepressiven Medikamenten in der Mitte der Lichtphase zum Plasma-Melatonin-Anstieg führten. Nach einer chronischen Behandlung mit dem trizyklischen Antidepressivum Clomipramin kam es zu einer signifikanten Verminderung der Melatoninerhöhung. Dieses Faktum könnte ein Effekt der reduzierten adrenergen ß-Rezeptoren-Sensitivität nach chronischer Clomipramin-Administration sein (Wirz-Justice et al. 1980).

Zuletzt sei noch erwähnt, daß auch andere Verknüpfungen von Erkrankungen mit Melatonin gesehen wurden. So zeigte sich z.B. bei Tumoren der Prostate für inzidente Karzinome, daß ein signifikanter Melatonin-Amplitudenanstieg für eine 24-h-Periode zu verzeichnen war, extrem geringe Werte wurden dagegen für Prostatakarzinome gemessen (Bartsch et al. 1985).

Es bleiben viele Fragen offen, insbesondere ist die Kausalitätsfrage eine immer unklarere und ein direkter Zusammenhang zwischen Melatoninsekretion, Beta-Suppression und psychopathologischer Besserung durch intensive Lichttherapie nicht mehr wahrscheinlich. Der Frage der Saisonalitätsstörung und möglicher Implikationen daraus kommt jedoch viel Bedeutung zu, was vielleicht wieder mehr zum Verständnis der Depression beiträgt.

Ein weiteres Feld zur Forschung ist die Frage, ob Melatonin mit Alter und Altern zu tun hat. Während manche Autoren die Meinung vertreten, lediglich bis zur Pubertät sei dies der Fall – hier jedoch maßgeblich für den Eintritt der Pubertät verantwortlich –, sagen andere es hätte auch mit Altern und da wieder mit dem Altern des Gehirns zu tun (Roszencwaig et al. 1987). Wiederum scheint es aber im Zusammenhang mit der Fragestellung Alter um langfristige Lebenszyklen zu gehen.

Roszencwaig et al. (1987) bringen den Abbau adaptiver Prozesse und einen damit vorhersehbaren Symptomenkomplex „Alterserkrankung" mit verminderter Melatoninsekretion und verminderter Serotoninausschüttung in Zusammenhang. Die Schlüsselrolle käme Melatonin zu, weil es alle Körperfunktionen als Regulator der Regulatoren überwache und damit an Homöostase und Adaptationsprozessen teilnähme, insbesondere im Alterungsprozeß, wenn die zirkadianen Rhythmen schwächer und die Desynchronisationsgefahr größer würde. Daraus könnte abgeleitet werden, daß Melatonin, gemeinsam mit anderen Hormonen, im Alter substituiert werden müßte, um eine „jüngere" endokrine Balance und Homöostase und damit eine bessere Regenerationsfähigkeit des Körpers zu erhalten.

5.5 Diskussion des Körpertemperaturtagesganges

Die Daten der vorliegenden Studie zeigen erneut, wie stabil und gut replizierbar sich die Tagesperiodik der rektalen Körpertemperatur in gesunden Probanden darstellen läßt. Die Relation-Minimalwerte während der Schlafperiode und entsprechende Vorverlagerung der Minimalwerte bei PSE bestätigen die in der Literatur gefundenen Befunde. Ein signifikanter Tagesgang in einer 24-h-Periodik zeigt sich bei den Probanden (Czeisler et al. 1977).

Ganz anders die Situation bei depressiven Patienten: es läßt sich in der Kosinoranalyse überhaupt keine signifikante 24-h-Periodik darstellen, auch kein ultraoder infradianer Temperaturrhythmus ist erfaßbar. Die Gruppe depressiver Patienten stellt sich bezüglich ihres Temperaturtagesganges völlig unrhythmisch dar. Diese Ergebnisse lassen verständlich werden, daß die Literatur bisher widersprüchlich ist und Einzelfallberichte für eine Gruppe von depressiven Patienten wenig Weiterführendes aussagen können (Pflug et al. 1981).

Auch ein so starker Zeitgeber wie intensives Licht ist nicht in der Lage, eine Normalisierung der aufgehobenen 24-h-Periodik herbeizuführen, zumindest nicht nach einmaliger Applikation.

Die Stärke der Dysregulation wird nochmals unterstrichen durch die Temperaturtagesgangmessungen bei Jet-lag-Studien und die Messungen von intensivem Licht bei Anwendung am Alterspatienten, wo eine extrem starke, große und lange vorhandene Phasenadaptation objektiviert werden konnte (Czeisler et al. 1986; Gundel u. Wegmann 1987).

Das heißt, intensives Licht ist sicher ein adäquates Instrument um den Körpertemperaturrhythmus zu verändern, vielleicht gibt es auch speziell sensible Phasen, wenn eine Phasenadaptation erreicht werden soll. Die Jet-lag-Studien weisen darauf hin, daß Phasennachverlagerungen bei gesunden Kontrollen rascher bewerkstelligt werden können, allerdings liegen auch Berichte vor, daß intensives Licht am Morgen in der Lage ist, einen rascheren Temperaturanstieg innerhalb des nächsten Tagesgangs zu zeigen, und zwar gemeinsam mit der Wirkung auf den Schlaf-Wach-Zyklus (Dijk et al. 1986).

Der völlig aufgehobene Rhythmus der Körpertemperatur läßt daran denken, daß das endogene Zeitgebersystem, in dem die Körpertemperatur generiert wird, womöglich eine schwere Störung aufweist.

6 Implikationen

6.1 Theoretische Implikationen

Das endomorph-zyklothyme Achsensyndrom hebt aus der Vielfalt thymopsychischer Funktionsveränderungen diejenigen heraus, die durch abgesetztes Auftreten von Störungen des Antriebes, der Befindlichkeit und der Affizierbarkeit gekennzeichnet sind und mit Veränderungen von Biorhythmen einhergehen. Störungen des Antriebes einerseits und diejenigen der Befindlichkeit und der Affizierbarkeit andererseits sind untereinander austauschbar, Störungen des Antriebes allein konstituieren ebenso wie Veränderungen des Befindlichkeit-Affizierbarkeit-Bereiches ohne Antriebsveränderung bereits das Achsensyndrom, sofern eine Kombination mit Biorhythmusveränderungen vorliegt. Unter den Biorhythmusveränderungen sind vor allem die Abwandlungen des habituellen Schlafmusters hervorzuheben. Besonders wichtig sind ferner die Tagesschwankungen (Berner 1982).

Jaspers schreibt in seinem Kapitel „Wirkungen der Umwelt und des Leibes auf das Seelenleben unter den Umweltwirkungen": „Über die Abhängigkeit seelischer Erscheinungen von meteorologischen Umständen wissen wir wenig. Immerhin ist eine solche Abhängigkeit am auffälligsten gerade bei den pathologischen Seelenvorgängen. Die Einflüsse von Landschaft, Wetter und Klima sind jedoch eher durch Dichter und Künstler, kaum durch Wissenschaft bewußt geworden" (Jaspers 1973).

Bezüglich der Tageszeit stellt Jaspers fest, daß Verschlimmerungen der Depressionszustände am häufigsten am Morgen, der amentiaartigen und deliriösen Zustände am Abend auftreten. Ferner ist typisch das nächtliche Delirieren, nächtliche Unruhe und Angst und Umherirren von am Tage besonnenen Senilen.

Bezüglich der Bedeutung der Jahreszeit äußert Jaspers, daß „wir ein Zahlenmaterial besitzen, das uns für eine Reihe von Erscheinungen die Häufigkeit ihres Vorkommens in einer Jahreskurve demonstriert" (z.B. Jahreshäufungen von Selbstmorden und Sexualverbrechen, Aufnahmehäufigkeiten der Geisteskranken, charakteristischere Frauen- als Männerkurven, Abnahme der jahreszeitlichen Bindung im Alter werden aufgezählt). Jaspers sagt, daß alles dafür spreche, daß es nicht die sozialen Umstände sind, die die Jahreskurve bedingen, sondern „sphärische" Einflüsse (Jaspers 1973).

In der vorliegenden Studie wurde versucht, den zeitlichen Ablauf einiger Variabler zu verfolgen und den Einfluß eines starken Zeitgebers (IL) auf diesen zeitlichen Ablauf zu beurteilen. Mögliche Konsequenzen sowohl für die zeitliche Organisation als auch für eine Einflußnahme auf das Krankheitsbild der endogenomorph-gehemmten Depression können nun beurteilt werden.

Dabei ist das Phänomen Zeit sehr schwer zu beurteilen und die erkenntnistheoretische Frage: „Was ist Zeit?" naheliegend. Wittgenstein (1918) z.B. antwortet auf diese Frage sehr klar: „Die Frage – in dieser Form gestellt – ist für uns zu schwer".

Daher kann höchstens gefragt werden: „Wie komme ich zur Zeit?" Für Kant beispielsweise scheint Zeiterleben mit dem „Zugleichsein" und „Aufeinanderfolgen" gekennzeichnet zu sein. Im ersten Absatz der „Transzendentalen Ästhetik", wo Kant „von der Zeit" spricht, sagt er: „Die Zeit ist nichts anderes als die Form des inneren Seins" (Kant: Kritik der reinen Vernunft).

In dem Versuch, eine „Taxonomie" des Zeiterlebens zu erarbeiten, kann man von folgenden Erlebniskategorien ausgehen, für die Gehirnmechanismen angenommen werden, bzw. bereits aufgefunden wurden (Pöppel 1978):

- das Erleben von Gleichzeitigkeit,
- das Erleben von Folge,
- das Erleben von Jetzt,
- das Erleben von Dauer.

a) Das Erleben von „Gleichzeitigkeit" hängt z.B. von der Funktionsweise der Sinnessysteme ab (Hören: was 3 Tausendstel Sekunden auseinanderliegt, wird nicht mehr gleichzeitig wahrgenommen).

b) Für das Erleben der „Folge" muß ein Ereignis als solches erkannt werden (Identifikation), wobei dafür die Minimalzeit bei 30 Tausendstel Sekunden liegt (Hören). Dem qualitativen Sprung von Gleichzeitigkeit zur Folge entspricht in der Hierarchie des Gehirns die Verlagerung der Reizverarbeitung von den Sinnesorganen in das Gehirn (Pöppel 1984).

c) Das Erleben „Jetzt" weist auf eine weitere Leistung des Gehirns, nämlich die Integration zeitlich getrennt auftretender Ereignisse hin. Die Kontinuität des Denkens wird vom Gehirn in Zeitquanten von wenigen Sekunden „zerhackt", weswegen wir bei Überforderung des Gedächtnisses manchmal den Faden verlieren (Pöppel 1984).

d) Das Erleben „Dauer" zeigt das subjektive Zeitparadoxon. Das Erlebnis der Dauer ist abhängig von verarbeiteter Information. Damit eine Dauerbewertung vorgenommen werden kann, wird ein Maßstab benötigt. Dieser Maßstab wird vermutlich im wesentlichen durch den Integrationsmechanismus und durch die hochfrequente „Gehirn-Uhr" mit einer Taktfrequenz von ca. 30 Hz, die der Identifikation von Ereignissen zugrundeliegt, bereitgestellt. Eine exogene Uhr oder „gelernte" Zeit wird nicht benötigt (Pöppel 1984).

Mit anderen Worten: auch „Uhr-lose" Menschen (oder Kulturen) können Kurzweil oder Langeweile erleben, da der Maßstab für das Erlebnis von Dauer in uns selbst liegt.

Zusammenfassung: Für das Erlebnis von Dauer ist die Identifikation und Integration von Ereignissen zu Wahrnehmungsgestalten notwendig, doch ist dies wiederum nicht hinreichend. Das Hinzukommende bezeichnen wir als Gedächtnis. Ohne Gedächtnis ist Dauer nicht erlebbar. Wir haben Gedächtnis, um für zukünftige Situationen vorbereitet zu sein. Mit Gedächtnis wird also Zeit übersprungen (Pöppel 1984).

Diese Überlegungen zeigen, daß die innere Uhr Zeit mißt und Störungen der inneren Uhr tiefgreifende Folgen haben können, die vielleicht direkt in psychopathologische Kriterien wie: Verlust der Wirklichkeit des Zeiterlebens oder Verschwinden des Zukunftbewußtseins ihren Ausdruck haben können.

Wie schon eingangs erörtert, bewegt sich unsere Zivilisation nach einer „exogenen Uhr", die interne Zeit wird durch verschiedene Faktoren wie künstliche Beleuchtung, Beheizung, Lebensstandard, starre Beginnzeiten von Schule und Arbeitstag beeinflußt, so daß die exogene Zeit, obwohl prinzipiell für den Maßstab des Zeiterlebens unnötig, für uns an Bedeutung gewinnt. Schon aus sozialen Überlegungen heraus, in einer zivilisierten Welt, in der exogene Zeit über gelungene soziale Integration entscheidet, sind Experimente mit dem starken Zeitgeber Licht wichtig. Es dürfte sich hier überhaupt um den stärksten Einflußnehmer auf die „biologische Uhr" handeln, der wahrscheinlich auch in der Lage ist, Krankheiten, hier speziell im psychiatrischen Bereich, zu beeinflussen.

Bei der „biologischen" Uhr handelt es sich um ein Multioszillatorsystem, das mindestens aus zwei Schrittmachern besteht, dem suprachiasmatischen Nukleus und einem Schrittmacher außerhalb des suprachiasmatischen Nukleus, vielleicht im ventralen medialen Hypothalamus gelegen, ferner kommt die Glandula pinealis in Frage. Diese Schrittmacher, von einzelnen Autoren als X- und Y-Schrittmacher bezeichnet, haben die Möglichkeit, sich selbst und verschiedene Rhythmen gekoppelt zu halten – nicht alle in der gleichen Stärke, sondern ausgehend davon, daß die beiden Schrittmacher nicht gleich, sondern unterschiedlich stark sind, zwingend oder fakultativ mit allen Störvarianten, die sich daraus ergeben (Moore-Ede et al. 1982). Bei der Beurteilung von verschiedenen Variablen, wie in der vorliegenden Studie, soll besonders darauf geachtet werden, dieses Kopplungssystem nicht zu eng zu sehen, sondern immer wieder die Komplexität und Vielfältigkeit der abhängigen und halbabhängigen Variablen zu beachten und vorsichtig mit Interpretationen, die sich auf Schrittmachertheorien stützen, umzugehen. Es muß festgehalten werden, daß lediglich ein Schrittmacher mit Sicherheit identifiziert ist, nämlich der suprachiasmatische Nukleus, der z.B. den Kortisolrhythmus, die Tiefschlafstadien und das Trinkverhalten beeinflußt. Gleichzeitig aber sind die Temperaturregulation und die REM-Regulation sicher außerhalb des Nukleus repräsentiert, so daß es noch einen oder mehrere Schrittmacher gibt, die die innere Uhr ausmachen (Moore-Ede et al. 1982).

Zwei Gruppen von Rhythmen scheinen nach dem heutigen Wissensstand durch getrennte Schrittmacher angetrieben zu werden (Moore-Ede et al. 1982): Der Schrittmacher X treibt den Rhythmus des REM-Schlafs, der rektalen Körpertemperatur, der Plasma-Kortisol-Konzentration und der Harn-Kalium-Ausscheidung. Der Schrittmacher Y treibt den Ruhe-Aktivitäts-Zyklus, den Rhythmus der Tiefschlafstadien, der Hauttemperatur, die Plasma-Wachstumshormon-Konzentration und die Harn-Kalzium-Ausscheidung. Die Stärke der Kopplung, die von X auf Y ausgeübt wird, ist ungefähr viermal so groß wie die von Y auf X (Kronauer et al. 1982).

Diese beiden Schrittmacher, wenn es nicht noch mehr gibt, selbst wieder komponiert aus einer Population hochfrequenter Oszillatoren, generieren Rhythmen. Es gibt jedoch sicher auch noch sekundäre Oszillatoren außerhalb der zentralen Schrittmacher, die normalerweise in der Phase von den beiden zentralen Schrittmachern kontrolliert werden. Allerdings können im Zustand innerer Desynchronisation auch sekundäre Oszillatoren einen Einfluß, der ihnen normalerweise nicht zukommt, gewinnen.

Kurz sei ein mathematisches Modell der wechselseitigen gekoppelten Oszillatoren, die das menschliche zirkadiane System überprüfen sollen, nach Kronauer et al. (1982) besprochen:

Kronauer verwendete Van-der-Pol-Oszillatoren, ein einfacher Typ selbst anhaltender oszillierender Schwingungen (s. Abb. 29).

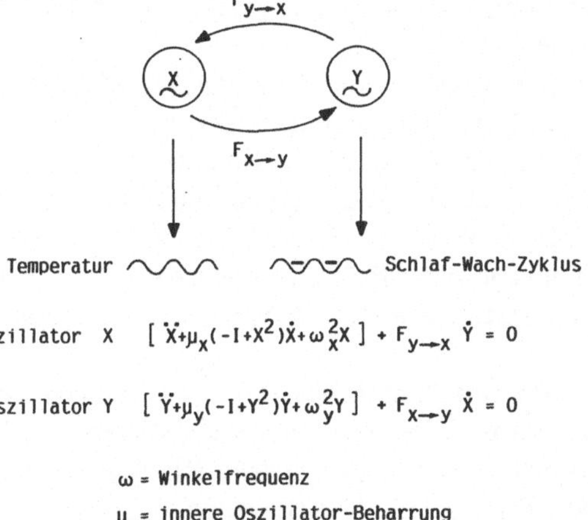

Abb. 29. Van-der-Pol-Oszillatormodell (nach Kronauer et al. 1982)

Als Output des X-Oszillators wurde die Temperatur angenommen, und als Output des Y-Oszillators ein Rhythmus, mit dem, wenn sein 2/3-Minimum erreicht ist, die Schlafzeit beginnt. Somit ist Schlaf für ein Drittel jedes Zyklus (8 von 24 h) vorgesehen. Die Werte für die verschiedenen Schwingungen wurden aus der Analyse physiologischer Daten beim Menschen erarbeitet (s. Abb. 29).

Mit diesem einfachen Modell können alle Stadien interner Desynchronisation repliziert werden, wenn man nur eine Variable, die Periode des Y-Schrittmachers, langsam verlängert. Damit wird sichtbar, daß von dem Zustand der Synchronisation zum Zustand der Desynchronisation nur eine kleine Änderung eines einzigen Parameters erforderlich ist.

Zur Zeitgeberfunktion des Licht-Dunkel-Zyklus (Czeisler et al. 1981) und der sozialen Einflüsse (Wever 1979) ist nochmals festzuhalten, daß es sich hier um die wichtigsten Zeitgeber der Umgebung auf das zirkadiane Zeitsystem handelt.

Dabei zeigt sich für alle Spezies der Säugetiere, und es ist auch nichts anderes für den Menschen anzunehmen, daß der retinohypothalamische Trakt die Photoinformation direkt von der Retina zum suprachiasmatischen Nukleus bringt.

Die gekoppelte Oszillatorsimulation nach Kronauer zeigte, daß das vorherrschende Ziel der Umweltzeitgeberinformation der Schrittmacher Y ist. Nachdem dieser Schrittmacher mit dem suprachiasmatischen Nukleus zu korrespondieren scheint und dieser wiederum die Hauptinformation aus dem Licht-Dunkel-Zyklus via retino-hypothalamischen Trakt erhält, stimmt dieses Modell mit der physiologischen Evidenz durchaus überein.

In Anlehnung an das theoretische Modell ließe sich nun spekulieren, daß Licht über Einflußnahme auf den Schlaf-Wach-Zyklus wirkt. Bei gesunden Probanden wird diese Einflußnahme auch durchaus klar sichtbar. Bei depressiven Patienten allerdings ändern sich eine Reihe biologischer Variablen (REM-Schlaf, Kortisolakrophase, Melatoninsekretion) ohne Veränderung des Schlaf-Wach-Zyklus. Wirkungen auf Leistung, Antrieb, Stimmung kommen ohne positive Einflußnahme auf den Schlaf-Wach-Zyklus zustande.

Neue Studien von Czeisler et al. (1986) stellen allerdings das Modell insofern wieder in Frage, als rasche, starke und nachhaltige Wirkungen von intensivem Licht einen direkten Effekt auf den suprachiasmatischen Nukleus vermuten lassen und die Oszillatorentheorie dazu zu schwerfällig, langsam und keine großen Änderungen vermittelnd erscheint. Möglicherweise bestehen auch mehrere Regulationsmechanismen nebeneinander und je nach Erfordernissen bzw. Stärke der Zeitgeber oder Schwere der Störung kommen andere Wege der Modulation in Frage.

Es gibt Hinweise aus Experimenten mit Ratten, daß Rapid Eye Movements (REM) und der spontane Lidschlag Informationen weitergeben, die den Licht-Dunkel-Zyklus betreffen und lichtsynchronisierte biologische Rhythmen beeinflussen. Der spontane Lidschlag und REM sind okuläre Bewegungen, die in einer konstanten Rate im 24-h-Tagesgang auftreten. Diese Rate ist eng an Aktivität und Umgebungslichtänderungen gekoppelt. Diese regelmäßigen Informationen (Lidschlag, REM) könnten Informationen über Lichtintensität in verschiedene Hirnregionen bringen, die biologische Rhythmen regulieren und damit tägliche und saisonale Änderungen der Tageslänge in diese Information einbringen. Klinische Beobachtungen zeigen, daß Lidschlag und REM vom zerebralen Dopaminsystem moduliert sein könnten (Parkinsonismus: zerebrales Dopamindefizit – herabgesetzter Lidschlag, schizophrene Patienten sprechen auf dopaminblockierende Neuroleptika an und haben in einem Frühstadium oft erhöhte Lidschlagraten) (Stevans et al. 1981). Elektrophysiologisch formuliert, übermitteln REM während paradoxen Schlafes lichtmodulierte elektrische Potentiale in Hirnregionen, die zirkadiane Rhythmen und den Dopamin-Release beeinflussen (Stevens et al. 1981).

Ein Modell versucht die atypischen Symptome der SAD-Patienten als „mediales Hypothalamussyndrom” zusammenzufassen. Kräuchi et al. (1987) formulieren: SAD ist durch depressive Stimmung, verminderte Aktivität, herabgesetzte Libido und nur schwache soziale Kontakte charakterisiert. Dazu kommen allerdings folgende Symptome: 1. wiederkehrende Periodizität im Herbst und Winter; 2. vermehrtes Schlafbedürfnis im Winter; 3. Kohlenhydratgier; 4. Körpergewichtsanstieg; 5. erhöhte Frequenz und veränderte Essenszeiten.

Saisonale Rhythmen werden bei Tieren durch die Photoperiode bestimmt (Winterschlaf, Stoffwechsel, Melatoninsekretion), wobei dem medialen Hypothalamus, besonders dem Nucleus paraventricularis, eine wichtige Rolle zukommt.

Kohlenhydratgier, Gewichtsanstieg und Störungen des zirkadianen Rhythmus (Nahrungsaufnahme, Schlaf, Melatoninsekretion) werden durch Läsionen der Kerngebiete des medialen Hypothalamus hervorgerufen. Alpha-2-noradrenerge und serotoninerge Mechanismen nehmen auf den Nucleus paraventricularis Einfluß und bestimmen die oben beschriebenen Verhaltens- und physiologischen Variablen. Diese Neurotransmitter kommen deshalb als Kandidaten für die Induktion der atypischen Symptome der SAD in Frage (Kräuchi et al. 1987).

Erklärungsversuche gibt es viele – mehr oder weniger wahrscheinliche –, jedoch kann sicher von einigen biologischen Variablen und ihren Veränderungen nicht auf zentrale Mechanismen geschlossen werden, schon gar nicht bei depressiv Erkrankten, bei denen eine gestörte Regulation in verschiedenen Ebenen angenommen werden muß.

Ein naturwissenschaftlich arbeitender Forscher kann daher höchstens eine Normalisierungstendenz in bezug auf Normwerte beurteilen.

6.2 Therapeutische Implikationen

Die positiven Wirkungen einer akuten IL-Applikation rechtfertigen rational ein Konzept der Lichttherapie. Diese stützt sich nicht nur auf positive psychopathologische Veränderungen, die vor allem im Antriebsbereich, aber auch in einem Einfluß auf die Stimmungslage und die subjektive Befindlichkeitsverbesserung sichtbar sind, sondern auch auf meßbare psychophysiologische und neuroendokrine Variablen, die im endogenomorph-depressiv gehemmten Syndrom pathologisch verändert sind.

Diese Faktoren sind deshalb von so großer Bedeutung, weil der Placeboeffekt bei einer neuen Behandlungsweise in ein wissenschaftliches Experiment mit einfließt. Aus anderen Studien, die zwei Therapiearten (intensives Licht/gedämpftes Licht) verglichen, kann geschlossen werden, daß IL einen besseren therapeutischen Effekt erzielt (Rosenthal et al. 1985). Gleichzeitig jedoch gibt es eine Schweizer Studie, in der gedämpftes Licht (300 Lux) genauso wirksam war wie intensives Licht. Also könnten beide Verbesserungen ein Placeboeffekt sein. Dagegen spricht, so die Autoren, daß Placeboeffekte bei milden, neurotisch gefärbten Depressionen ausgeprägt, bei schwereren Depressionen, wie die in der vorliegenden Studie untersuchten, aber eher unwahrscheinlich sind. Wichtig ist auch das Argument, daß Absetzen der Lichttherapie zu einer Verschlechterung des psychopathologischen Befundes geführt hatte und die Wiederholung oftmalig im Laufe von Behandlungen im nachfolgenden Winter wieder zum gleichen gewünschten Effekt führten (Wirz-Justice et al. 1986) (s. Abschn. 2.6.1).

Auf Grund der vorliegenden Untersuchung sind Placeboeffekte in biologischen Variablen, die während der Behandlung und nach der Lichtbehandlung bei allen Patienten gleichsinnig auftreten, unwahrscheinlich. Allerdings wird man den Placeboeffekt in einer IL-Studie nie ganz ausschließen können, solange die Frage des Wirkpunktes von intensivem Licht, von dem an eine psychische Wirkung erzielbar ist, nicht geklärt ist; diese Beantwortung ist wiederum von der Placeboantwort abhängig.

Aus den Veränderungen der biologischen Variablen lassen sich Empfehlungen für Beleuchtungszeiten ableiten. Die abendliche Beleuchtung von 17.00 Uhr bis 21.00 Uhr reicht völlig aus, um REM-Schlaf, Kortisol- und Melatoninsekretion zu beeinflussen. Es ergeben sich keine neuen Aspekte aus der morgendlichen Lichtexposition, abgesehen von einem Risiko einer gegensinnigen Wirkung, wenn man den Einfluß von Licht auf die Phasenposition und Periodenlänge bedenkt. Abendlicht führt eher zu einer Verlängerung der Periode und einer Phasennachverschiebung, während Morgenlicht eher zu einer Verkürzung von Periodik und Phasenvorverschiebung führt (Lewy et al. 1985).

6.2.1 Saisonal depressive Patienten und nichtsaisonal depressive Patienten

Die intensive Lichttherapie ist die Methode der ersten Wahl in der Behandlung saisonal depressiver Patienten. Diese atypische Depressionsform zeichnet sich durch depressive Stimmungslage, Leistungsverlust und Hypersomnie, Gewichtszunahme, Gier nach Kohlenhydraten und Libidoverlust sowie einer Reduktion von Sozialkontakten aus.

Die intensive Lichttherapie scheint der Therapie mit gedämpften Licht überlegen zu sein, und eine Reanalyse der Daten scheint die morgendliche Anwendung von intensivem Licht zu favorisieren. Dabei scheint die lichtsensitivste Phase ausgenützt werden zu können. Bei höherer Lichtintensität und entsprechend langer Anwendungszeit scheint jedoch auch eine Lichttherapie zu anderen Tageszeiten wirksam zu sein.

Für nichtsaisonal depressiv Erkrankte ist die Methode eine Therapiemöglichkeit, wobei nicht von einer Methode der ersten Wahl die Rede sein kann. Die vorliegende Studie ist keine Therapiestudie, weil zunächst einmal die Akuteffekte genau analysiert und die Wirkweise von Licht erklärt werden sollen. Aus den Ergebnissen resultiert ein deutlicher Akuteffekt, und eine weitere Anwendung erscheint gerechtfertigt. Allerdings fehlen Therapiestudien auf diesem Gebiet, und ein Therapieeffizienzvergleich mit SAD-Patienten ist gar nicht möglich.

Bei einer Erkrankung wie der endogenomorph-gehemmten Depression scheint, wie die Daten der vorliegenden Studie zeigen, eine Verkürzung der Phase eher wahrscheinlich zu sein, und daher ist die abendliche Beleuchtungssitzung vorzuziehen.

Eine längere Anwendung ist auf jeden Fall notwendig, weil ja verschiedene gestörte Rhythmen, wie z.B. der Körpertemperaturrhythmus, von einer einmaligen Anwendung überhaupt nicht berührt wurden und wahrscheinlich erst nach

3- bis 4maliger Anwendung eine Verlängerung des völlig aufgehobenen 24-h-Ganges, bei dem jede Periode fehlt, bei depressiven Patienten zu erwarten ist.

Über die Intensität ist zu sagen, daß ein stärkerer Zeitgebereffekt sicher mit höherer Intensität zu erzielen ist und daher die Lichtstärke so groß wie möglich sein soll. Allerdings sind verschiedene limitierende Fakten wie Hitze- und Geruchsentwicklung zu bedenken, weil bei einer Raumausleuchtung von 2800 Lux ohne Klimaausgleich bereits ein Anstieg der Raumtemperatur von 22°C auf 25°C zu verzeichnen wäre, ein noch höherer Anstieg sicher unangenehm wahrgenommen wird und zu Nebeneffekten führen kann. Ferner ist die Sicherheit der Anwendung von ophthalmologischer Seite her zu fordern, die bei der vorliegenden Studie sicher gegeben war.

Bei der Behandlung von SAD-Patienten scheint eine Helligkeit von etwa 2000 Lux, über 2 h gegeben, ausreichend. Allerdings sind neue Versuche im Gange mit Beleuchtungsstärken von 10000 Lux, vor allem um die Anwendungszeit zu verkürzen, und diese Möglichkeit scheint auch positive Resultate zu bringen (Wirz-Justice, persönliche Mitteilung).

6.2.2 Therapie des prämenstruellen Syndroms

Dieses Syndrom mit Verstimmung in der späten Lutealphase des Menstruationszyklus und Gewichtszunahme sowie Müdigkeit, Schlafstörungen, hormoneller Desynchronisation und anderen Symptomen einer atypischen depressiven Störung lassen vermuten, daß ein Einsatz intensiven Lichts eine positive Wirkung zeigen müßte. Dies insbesondere, weil diese Störung häufig im Vorfeld der voll ausgeprägten SAD-Störung zu finden ist.

6.2.3 Zeitgeberstörung (umweltbedingt, durch interne Störfaktoren bedingt)

6.2.3.1 Jet-lag, Schichtarbeit etc.

Die Adaptation an eine neue Umgebung läßt sich sicher mit intensivem Licht, in seiner Eigenschaft als stärkster biologischer Zeitgeber, rascher bewerkstelligen als ohne dieses Hilfsmittel. Bei berufsbedingten Änderungen des zirkadianen Rhythmus wäre der Einsatz von intensivem Licht als Hilfsmittel denkbar, um Stimmungsschwankungen, Schlafstörungen und ähnliches zu minimieren.

6.2.3.2 Schlafstörungen

Insbesondere die Schlafstörungen, die eine zirkadiane Störung zu sein scheinen, wie z.B. bei Patienten, die zu spät einschlafen, können von intensivem Licht profitieren. Allerdings fehlen gänzlich die erforderlichen Studien, um Therapieempfehlungen zu geben. Lediglich ein negatives Resultat einer Parasomniebehandlung, nämlich bei narkoleptischen Patienten, ist zu berichten. Die narkoleptischen Attacken konnten in keiner Weise positiv mit intensivem Licht beeinflußt werden.

Die Störungen der Schlafperiodik wären ein wichtiges Forschungsfeld, insbesondere wichtig um die Wirkweise von intensivem Licht näher zu erklären.

6.2.3.3 Epilepsie, Enuresis etc.

Periodisch wiederkehrende Erkrankungsformen, die mit gestörter Tagesperiodik in Zusammenhang zu bringen sind, sind ebenfalls lohnende Forschungsgebiete, in denen jegliche Studien fehlen.

6.2.3.4 Fensterlose Räume, ungenügende Beleuchtung am Arbeitsplatz

Die sicher gesundheitsschädigende Wirkung von Lichtmangel ist deutlich hervorzustreichen, weil der Zeitgebereffekt von Licht in allen Körperrhythmen sichtbar ist, und daher eine ausreichende Beleuchtung nötig ist, um eine Synchronisation der Körperrhythmen aufrechtzuerhalten und ein Risiko der Leistungsreduktion und damit verbunden auch ein Unfallrisiko zu vermeiden. Die im Arbeitsrecht veränkerte ausgleichende Freigabe von sog. Lichttagen, also Freizeit, die außerhalb des Arbeitsplatzes verbracht werden kann, ist als punktuelle Anwendung sicher vom medizinischen Standpunkt her abzulehnen, weil ein „Lichttag" sicher nicht in der Lage ist, eine Resynchronisation wiederherzustellen, wenn sie einmal verlorengegangen ist, sondern es müssen Maßnahmen ergriffen werden, um eine Desynchronisation am Arbeitsplatz zu verhindern.

6.2.4 Leistungsreduzierte Zustände: Prädelirante und delirante Zustände/organisch bedingte Leistungsminderungen

Die deutliche Wirkung auf gesunde Kontrollpersonen und depressive Patienten, die Leistung betreffend, wobei vor allem eine Zunahme der Aufmerksamkeit, eine Abnahme der Fehlerhäufigkeit und eine Zunahme der Geschwindigkeit in der Leistung festzustellen waren, lassen den Schluß zu, daß die zusammenfassend als vigilanzerhöhend beobachtete Wirkung auch in anderen Krankheitsbildern ausnützbar sein muß.

Reduzierte Vigilanz ist bei prädeliranten Zuständen, hervorgerufen durch Alkohol- oder Medikamentenmißbrauch oder bei atheriosklerotischen Störungen oder ähnlichen organisch bedingten Störungen zu beobachten. Dies führt zu einer aufgehobenen oder in diese Richtung führenden Entwicklung der Tagesperiodik mit Störung der Ruhe-Aktivitäts-Periodik, der Schlaf-Wach-Periodik, also einer deutlichen Biorhythmusveränderung, zur affektiven Labilität und zum totalen Amplitudenverlust der Körperrhythmik. Dieses Krankheitsbild wurde in verschiedenen Studien genauer untersucht, und die ersten vielversprechenden Ergebnisse beim schweren Alkoholentzug (s. Abschn. 6.3.2) und bei dementen Patienten (s. Abschn. 6.3.4) liegen vor.

110

6.3 Ausblick und Übersicht über neue Forschungsaspekte in der Zukunft

6.3.1 Psoriasisbehandlung

Die Psoriasisbehandlung wird z.T. in Kombination mit Psoralen mit ultraviolettem Licht durchgeführt. Diese intensive Lichtbehandlung hat sich bisher als ein wirksames Konzept gegen hartnäckige Krankheitsschübe erwiesen.

Unsere Forschungsgruppe hat nun in diesem Gebiet eine Pilotstudie durchgeführt, und eine Studie beschäftigt sich mit der Überprüfung der Arbeitshypothese, ob vor Manifestation einer Psoriasis eine psychische Manifestation, vielleicht aus den Formen des zyklothymen Achsensyndroms, vorangeht. Die ersten Ergebnisse zeigen, daß insbesondere depressive Störungen, die bis hin zu Selbstmordversuchen gehen und zu symptomatischem Alkoholmißbrauch führen, im Vorfeld gefunden werden können. Immer ist in den bisher beobachteten Fällen ein neurasthenisch-ängstliches Syndrom festgestellt worden, das sich nach Auftreten der Psoriasis weiter verstärkte oder abklang. Verlaufsbeobachtungen im Jahresgang von Psoriasispatienten sollen Aufschluß darüber geben, ob psychische Symptome gleichzeitig, im Vorfeld oder in einer anderen Form assoziiert auftreten und welcher Art diese sind. Der Effekt der Lichtbehandlung wird außer in seiner somatischen auch in seiner psychischen Auswirkung überprüft.

6.3.2 Behandlung von chronischen Alkoholpsychosen

6.3.2.1 Intensives Licht: eine wirksame Therapie im schweren Alkoholentzug

Im Rahmen des gesamten Therapieplans bei Abhängigkeitsprozessen kommt der Psychopharmakatherapie nur eine sekundäre Bedeutung zu. Bezüglich der Notwendigkeit einer Psychopharmakotherapie bestehen erhebliche Meinungsverschiedenheiten, dennoch hat sich im akuten Alkoholentzug (Delirium tremens) die Psychopharmakotherapie durchgesetzt und ist zuletzt auch deshalb anerkannt, weil seit einer aufwendigen medizinischen Überwachung und einer medikamentösen Therapie die Letalität im Delirium tremens beträchtlich sank (Poley et al. 1979).

Die größte Gefahr der gültigen Standardtherapie, die derzeit angewendet wird, ist eine Abhängigkeitsverschiebung, weil hier ein ähnlicher Wirkmechanismus zum Tragen kommt, wie sie auch die Droge Alkohol besitzt. Meprobamat z.B. hat eine starke eigene Abhängigkeitspotenz, und auch Clomethiazol ist eine Substanz, die ein ähnliches Potential in bezug auf Suchtverschiebung aufweist (Poley et al. 1979).

Selbstversuche von Alkoholabhängigen und Experimente mit Chlordiazepoxid mit Dosen von 1600 mg haben die bevorzugte Wirkung von hochdosierten Benzodiazepinen bei Alkoholentzugspatienten gezeigt (Kissin 1975). Es erscheint hier wichtig, daß nicht die Sedierung, sondern die antriebssteigernde und euphorisierende Wirkung ausgenützt wird.

Die Voraussetzung für das Auftreten eines Delirium tremens ist der chronische Alkoholismus mit der chronischen Alkoholintoxikation und dem Auftreten eines hirndiffusen organischen Psychosyndroms. Die Symptomatik, die ein Mischsyndrom aus noo- und thymopsychischer Störung ist, wird durch eine Verminderung der Vigilanz und anderen Antriebsverminderungen begründet. Dieses Entstehungsprinzip zieht als therapeutische Konsequenz die Forderung nach sich, daß eine Therapie die noopsychischen Funktionen steigern muß.

Die vigilanzsteigernde Wirkung von intensivem Licht konnte bei depressiven Patienten und gesunden Kontrollen festgestellt werden.

Wenn dies der Fall ist, und ein Krankheitsbild wie das Delirium tremens oder entsprechende Vorstufen entscheidend davon abhängen, wie die aktuelle Vigilanz bzw. Leistungsfähigkeit beschaffen ist, dann müßte ein starker Zeitgeber, wie intensives Licht, das noch dazu einen direkten positiven Effekt auf das Vigilanzniveau ausübt, dazu geeignet sein, ein solches Krankheitsbild entscheidend zu verbessern.

Ein wichtiger Grund ist weiterhin, daß diese Behandlung keine Gefahr der Abhängigkeitsverschiebung in sich birgt.

Da die höchste Funktion unserer nootropen Leistung die Kreativität und die Kritikfähigkeit für eine eigene Leistung darstellt, ist jede Therapieform, die hier mögliche Verbesserung anbietet, angezeigt.

Ziel der intensiven Lichttherapie ist es, ein wirksames Agens gegen kognitive Defizite und depressive Zustände zu sein.

Ausführliche methodische Details werden anderswo beschrieben, jedoch sei zusammenfassend gesagt (Dietzel et al. 1988): Alkoholkranke, die stationär an einer speziellen Alkoholklinik behandelt wurden, wurden randomisiert in zwei verschiedenen Gruppen aufgenommen: 22 Patienten wurden in die Verumgruppe aufgenommen (intensives Licht) und 20 Patienten in die Placebogruppe (gedämpftes Licht). Die Patienten waren durchschnittlich 40 Jahre alt und 80% waren Männer. Es handelte sich um einen schweren chronischen Alkoholabusus (Delta-Trinktyp), und im Querschnitt lagen aktuell schwerwiegende Abstinenzerscheinungen vor, die als akuter exogener Reaktionstyp diagnostiziert wurden. Dieses Krankheitsbild wurde quantifiziert mittels eines eigens entwickelten Fragebogens, und ausgeprägte obligate Symptome mußten vorliegen: Hirnleistungsschwäche (Konzentrationsfähigkeit, Auffassungs- und Merkfähigkeit, Ermüdbarkeit), allgemeine Schwäche, Vigilanzherabsetzung, Affektinkontinenz oder Verstimmbarkeit und eine vegetative Labilität.

Bei Bedarf konnten Psychopharmaka gegeben werden, allerdings erst bei dringlicher Erfordernis, und eine genaue Dokumentation mußte erfolgen.

Die Lichttherapie begann bei Aufnahme bis 22.00 Uhr und an den folgenden Tagen von 6.00 bis 8.00 Uhr und von 17.00 bis 20.00 Uhr. Die Verumgruppe erhielt 3000 Lux, die Placebogruppe 700 Lux. Die Lichttherapie wurde über 7 Tage fortgesetzt.

In den Ergebnissen zeigte sich bei der Aufnahme eine durchschnittliche Alkoholmenge im Blut von 1,9 Promille, die vorangegangene tägliche Trinkmenge lag bei 370 g Alkohol. Die Dauer des Alkoholabusus betrug durchschnittlich 15 Jahre.

Die Patienten und das Pflegepersonal wurden über die Wirkweise der neuen Methode informiert und die zwei verschiedenen Helligkeitsstufen damit erklärt, daß die richtige Dosis gefunden werden müsse, von Placebolicht wurde nicht gesprochen.

Die geforderten obligaten schweren Abstinenzerscheinungen waren deutlich ausgeprägt in beiden Studiengruppen vorhanden.

Der Beschwerdegesamtwert fiel nach 24 h von 11 auf 9,5 und 4,5 Punkte (Mediane) (Signifikanzniveau p< 0,001). Innerhalb von 48 h sank der Gesamtwert auf 3,5 Punkte. Der Medikamentenverbrauch lag jedoch in der Placebogruppe (700 Lux) entscheidend höher: der Meprobamatverbrauch betrug in der Gruppe mit 3000 Lux 0,7 g (0,0–2,4 g) – 2. Tag: 0,4 g, 3. Tag 0,2 g, 4. Tag: 0,07 g – und in der Gruppe mit 700 Lux durchschnittlich 3,6 g (3,2–4,4 g) – 2. Tag 4,0 g, 3. Tag: 3,6 g, 4. Tag: 2,8 g, 5. Tag: 1,6 g.

Die Bedingung der fallweisen Medikation war bei beiden Gruppen dieselbe gewesen. Der Arzt, der die Medikation verordnete, kannte die Gruppenzugehörigkeit der Patienten nicht.

Im subjektiven Vergleich (Linetest) zeigte sich, daß die Gruppe mit 3000 Lux und ohne Medikamente, bzw. minimaler Medikation (s. oben), verglichen mit der Gruppe von 700 Lux (mit Medikation) am 3. Tag, sich insofern unterschieden, daß die Aktiv-Lichtgruppe kaum noch subjektive Beschwerden aufwies (s. Abb. 30).

Die Ergebnisse dieser einfach-blinden Pilotstudie zeigen, daß es sich bei intensivem Licht wahrscheinlich um ein wirksames Agens handelt, das in der Lage ist, Abstinenzerscheinungen zu vermindern. In weiteren Arbeiten muß der Grundsatz der absoluten Medikamentenfreiheit gegeben sein, was jedoch auf Grund der vorliegenden Ergebnisse gerechtfertigt erscheint, weil keinerlei Komplikationen in dieser Studie auftraten.

Bei einigen Patienten wurde am 2. Tag ein Absetzversuch von intensivem Licht gemacht, und es zeigte sich, daß insbesondere bei der Konzentrationsfähigkeit, die Ermüdung und Auffassungsschwäche betreffend, eine Verschlechterung der Symptome zu verzeichnen war.

Als Wirkprinzip kommt ein vigilanzsteigernder Effekt von Licht in Frage, wobei dies vor allem den raschen Wirkungseintritt erklären könnte. Als weiterer Hinweis erscheint uns die Wirkung auf Tremor und Schwitzen zu sein, weil hier eher im Vergleich zu anderen Variablen eine gleichbleibende Symptomatik oder sogar eine Agravierung zu beobachten ist, während sich Vigilanz und Hirnleistung besonders rasch besserten. Dies weist auf eine vegetative Gesamtaktivierung hin, die vom Patienten subjektiv deshalb günstig beurteilt wird, weil sich die Stimmung positiv verändert und die Leistungsfähigkeit eine rasche Besserung zeigt.

Hervorzuheben ist, daß der Schlaf nicht gestört wird, obwohl in der Anamnese häufig Schlafstörungen zu finden sind, und daß trotz fehlender Sedierung keine Unterlegenheit der intensiven Lichttherapie gegenüber sedierenden Therapieansätzen zu verzeichnen ist.

6.3.3 Untersuchungen von Farbsinnstörungen

Der Frage nach der möglichen Ursache von depressiven Symptomen ging eine andere Untersuchungsanordnung nach. Es könnte, wenn Licht einen positiven Einfluß auf Stimmung, Antrieb, Befindlichkeit und Biorhythmik hat, sein, daß Störungen im Auge, wie z.B. eine Farbsinnstörung (z.B. Rot-Grün-Blindheit) eine verminderte Lichtaufnahme bewirken und dadurch zu psychischen Auswirkungen führen.

Eine Studie von Prof. N. Matussek (persönliche Mitteilung) von jungen Probanden, die zur Farbsinntestung wegen einer möglicherweise vorhandenen Farbsinnstörung gekommen waren, hatte gezeigt, daß diese entweder selbst ein manifestes zyklothymes Achsensyndrom nach Berner zeigten oder daß in der Anamnese oder in der Verwandtschaft ersten Grades vermehrt ein solches aufgetreten war.

Unser Forschungsteam ging der Frage der Farbsinnstörungen bei den Aufnahmen an der Psychiatrischen Universitätsklinik im Oktober und im Januar 1985/1986 nach und untersuchte sämtliche Aufnahmen einer allgemeinen Station auf Farbstinnstörung. Dabei stellte sich, ohne Medikation bei Aufnahme, heraus, daß vermehrt Farbsinnstörungen bei Erkrankungen des endomorph-zyklothymen Achsensyndroms vorhanden waren. Im Vergleich zur Kontrollgruppe, in der keinerlei Farbsinnstörungen gefunden wurden, ergab sich ein Prozentsatz von 18%, bei einer Vergleichszahl von 0,4% bei weiblichen Probanden der Bevölkerung. Daraus kann geschlossen werden, daß primäre Lichtaufnahmestörungen eine Prädisposition oder zumindest einen weiteren „Vulnerabilitätsfaktor" bei der Entstehung einer thymopsychischen Störung darstellen könnten (s. Abb. 31, 32, 33).

Bei der Untersuchung der Alkoholkranken fiel auf, daß ein gegenüber den zu erwartenden Normwerten bei weitem überhöhter Anteil an Farbsinnstörungen zu finden sind – sowohl Rot/Grün betreffend als auch Blau/Gelb. Die Farbsinnstörungen finden sich sowohl während der stationären Aufnahme als auch später, und es läßt sich bereits ausschließen, daß ein direkter Zusammenhang zu Leberenzymstörungen oder anderen organischen Variablen bestünde. Es bleibt abzuwarten, was die Studien, die im Gange sind, bezüglich einer genetischen Komponente ergeben werden.

6.3.4 Weitere Indikationen

Wie schon erwähnt, bleibt noch ein weites Feld für wissenschaftliche Untersuchungen und klinische Anwendungen intensiven Lichtes, vor allem im Bereich der Schlafstörungen, inklusive z.B. narkoleptischer Schlafstörungen, Schlafstörungen durch Jet-lag, jahreszeitlich bedingten Schlafstörungen (Polarkreis, Schichtarbeit etc.). Man darf auf wichtige Ergebnisse, die aus diesen Gebieten kommen werden, gespannt sein.

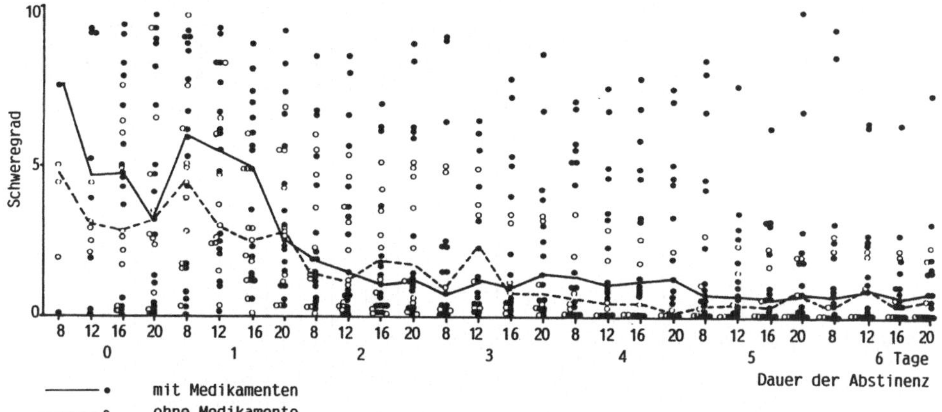

Abb. 30. Akuter exogener Reaktionstyp. Subjektive Beschwerden (Linetest)

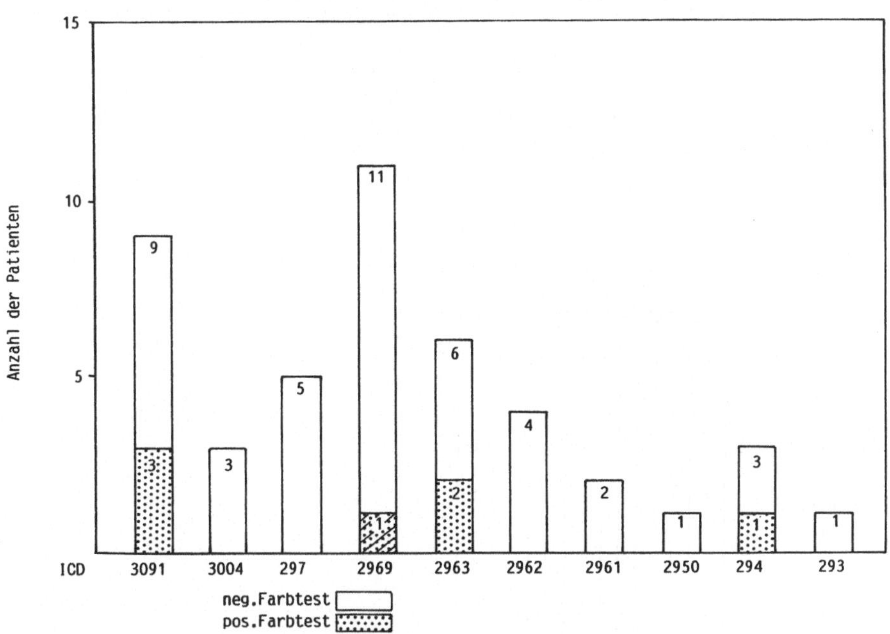

Abb. 31. Farbsinnuntersuchung bei stationären psychiatrischen Patienten

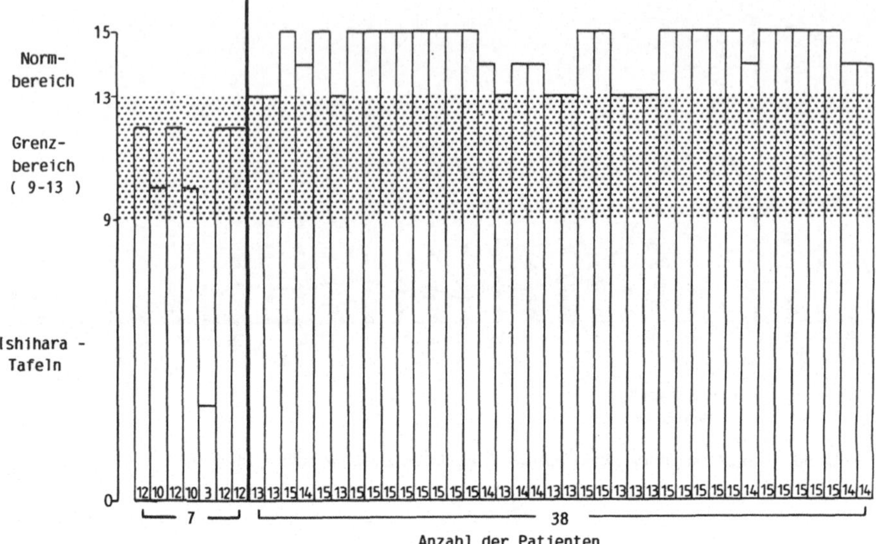

Abb. 32. Farbsinnuntersuchung bei psychiatrischen Patienten

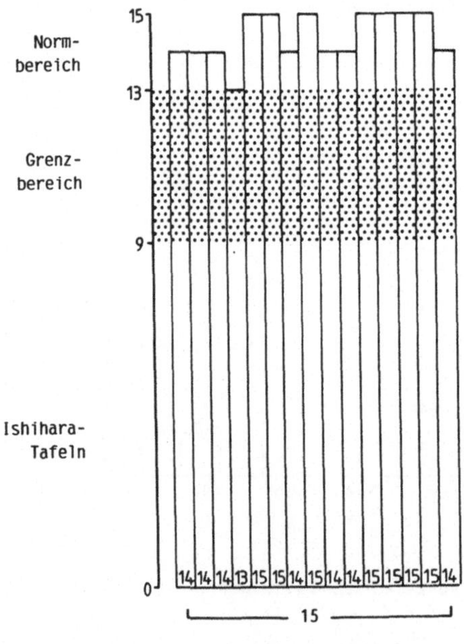

Abb. 33. Farbsinnuntersuchung bei einer Kontrollgruppe

116

6.3.4.1 Normalisierung nächtlicher Beschäftigungsunruhe (Schlafumkehr)
    mittels Lichttherapie bei geriatrischen Patienten

Eine der schwierigsten therapiebedürftigen Situationen in der Psychiatrie, aber auch der Neurologie, ist die nächtliche Unruhe von geriatrischen Patienten.

Diese Patienten sind keine nosologische Einheit, sie zeichnen sich alle durch ein sog. organisches Psychosyndrom aus, dessen Kardinalsyndrome im sog. organischen Achsensyndrom zusammengefaßt sind (Berner 1982). Dieses Krankheitsbild, das durch das organische Achsensyndrom charakterisiert ist, kann verschiedenste Krankheitsursachen haben.

Pflegerisch und medizinisch sehr schwierig zu handhaben sind Aggravierungen der Antriebsstörung, der Affizierbarkeit und der Biorhythmik in der Nacht.

Das heißt: Patienten, die tagsüber lethargisch und affektiv stumpf sind, sich meist dösend im Bett aufhalten, werden nachts laut, umtriebig, affektionskontinent, unruhig und entwickeln eine nächtliche Beschäftigungsunruhe, die eine medikamentöse Intervention nötig machen.

Die herabgesetzte organische Hirnleistung drückt sich besonders nachts, wenn eine Minderversorgung des Gehirns, eine herabgesetzte Metabolisierungsrate etc. besonders zum Tragen kommt, aus, limitiert aber auch besonders den Einsatz sedierender psychoaktiver Substanzen – egal ob Minor- oder Major-Tranquilizer, weil dadurch die ohnehin herabgesetzte Versorgungssituation im Gehirn noch verschärft wird.

Neben allgemein vigilanzfördernden Maßnahmen, die die Ursachen, nämlich die zentrale Mangelversorgung, positiv beeinflussen (Digitalispräparate, Nootropika, Koffein, Theophyllin etc.) kann die vigilanzfördernde und schlafanstoßende Wirkung von intensivem Licht zum Einsatz kommen.

Eine Pilotstudie mit dementen Patienten (atheriosklerotisch bedingte Demenz) ergab, daß diese Überlegungen für den Patienten sehr gewinnbringend eingesetzt werden können (Abb. 34):

1) Intensives Licht kann Schlafstörungen von geriatrischen Patienten verschiedenster nosologischer Einheiten wirksam bekämpfen und die Biorhythmusstörung, die sich in Schlafumkehr, nächtlicher Beschäftigungsunruhe und Dösigkeit tagsüber äußert, beherrschen. Gleichzeitig werden „Elan vitale" und Affizierbarkeit sowie Leistungsfähigkeit positiv beeinflußt.

2) Intensives Licht ist effektiver als Placebo und nebenwirkungsfrei, insbesondern frei von „Überhangsphänomenen", die bei Psychopharmakaanwendung verursachend für einen Circulus vitiosus sein können.

3) Erste objektive Messungen (Aktivitätsmessung, Temperaturmessung, Leistungsprofil, psychopathologische Skalen und psychometrische Tests) ergeben eine Normalisierungstendenz körpereigener Rhythmen, die im Alter aufgehoben oder phasenverschoben sein können und erklären somit den Therapieeffekt von intensivem Licht, das als stärkster biologischer Zeitgeber hier therapeutisch wirksam wird (Dietzel et al., unveröffentlichte Daten).

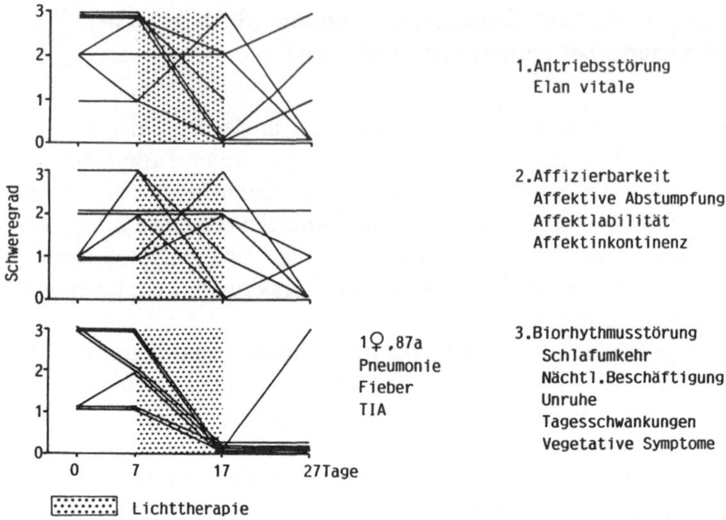

Abb. 34. Demenzstudie: Psychopathologische Effekte der Lichttherapie

6.4 Praktische Therapieempfehlungen nach dem momentanen Wissensstand

Vom umwelthygienischen Standpunkt sind folgende allgemeine Bemerkungen vorauszuschicken:

Licht ist visuell auswertbare Strahlungsenergie. Physikalisch kann Licht als jener Teil des elektromagnetischen Spektrums definiert werden, welcher zwischen 380 und 760 nm liegt. Das Strahlungsspektrum reicht von Millionstel Nanometern Wellenlänge im Bereich der kosmischen Strahlen und der Gammastrahlen bis zu vielen Kilometern Wellenlänge im Bereich der Langwellen des Rundfunks und der Infralangwellen. Das „sichtbare" Spektrum beträgt nur einen winzigen Bruchteil, begrenzt vom Bereich des Ultravioletts zur kurzwelligen Seite hin und des Infrarots zur langwelligen Seite hin. Mit Hilfe lichttechnischer (photometrischer Meßeinheiten) können die Intensitäten von Lichtquellen und die dadurch bedingten Beleuchtungsstärken im Hinblick auf ihre Wirkung auf das Auge angegeben werden.

Lichtstrom ist die gesamte von einer Lichtquelle abgegebene Strahlungsleistung (Einheit: das Lumen).

Lichtstärke ist die in bestimmter Richtung ausgesendete Strahlung (Einheit: Candela).

Beleuchtungsstärke wird durch den auffallenden Lichtstrom je Flächeneinheit definiert, also dem Quotienten aus Lichtstrom in Lumen und Fläche in m^2. Die Einheit ist das Lux. Erlebbare natürliche Beleuchtungsstärken sind:

118

Sommersonne im Mittel .... 80000 Lux
diffuses Tageslicht (bedeckter Himmel) 5000 – 18000 Lux
Vollmondnacht .... 0,25 Lux
Sternenlicht (Neumond) .... 0,01 Lux.

Zwielicht ist ungünstig, weil durch zwei verschiedenfarbige Lichtquellen ein ständiger Akkomodationswechsel erzwungen wird. Dies tritt durch die „chromatische Aberration" auf, einem physiologischen Augenfehler, wodurch kurzwellige Strahlen stärker gebrochen werden als langwellige.

An Farbtönen können wir ca. 150–300 unterscheiden. Sie alle sind aus Rot (von ca. 700 nm), Grün (von ca. 550 nm) und Violett (von ca. 400 nm) herstellbar, worauf sich die trichroromatische Theorie des Farbensehens gründet. Die photolabilen Bleichungsspektren und die langsamen elektrophysiologischen Phänomene in den Zapfen scheinen der Annahme solcher drei Elementarmechanismen auf der Retina zu entsprechen.

Physiologisch wird die Sehschärfe durch größere Beleuchtungsstärken und größere Leuchtdichten, an die das Auge adaptiert ist, verbessert, weil die Unterschiedsempfindlichkeit höher und das Auflösungsvermögen verbessert wird. Hier liegt das Maximum bei 10000 bis 20000 Lux Beleuchtungsstärken.

Hygienische Anforderungen an die Beleuchtung sind:
1. hinreichende Beleuchtungsstärke,
2. keine schädigenden oder belästigenden Nebenwirkungen,
3. richtige Art der Beleuchtung,
4. Vermeidung von zu großen Leuchtdichteunterschieden,
5. Vermeidung von Blendung und Spiegelung,
6. Vermeidung von Flimmern und Lichtunruhe,
7. richtige Lichtfarbe und Farbwiedergabe.

Auf die Gefahr einer Art Lichtmangelsyndrom wird immer wieder hingewiesen. Fensterlose Räume stellen in diesem Sinn ein Extrem der artifiziellen Umwelt war (Haider 1974).

Die hygienischen Minimalforderungen scheinen laut bisheriger Untersuchungen nicht immer gegeben zu sein. Vor allem die Arbeitsbedingungen scheinen immer wieder Extremsituationen herbeizuführen, die mit einer verantwortungsbewußten Gesundheitspolitik nichts mehr gemeinsam haben.

Für den jetzigen Wissensstand gilt, daß zumindest Menschen mit einem Risiko einer Erkrankung aus dem endomorph-zyklothymen Achsensyndrom nach Berner sowohl von intensivem Licht therapeutisch profitieren als auch unter extremen und unregelmäßigen Beleuchtungsverhältnissen leiden können. Die Schlafstörungen, die ebenfalls eine hohe Inzidenzrate in der Bevölkerung zeigen, sollten auch genauer auf mögliche Störfaktoren durch ein Lichtmangelsyndrom oder durch völlig unregelmäßige Beleuchtungsverhältnisse überprüft werden.

In diesem Sinne soll die vorliegende Arbeit ein Beitrag zur Beachtung und Beforschung der biologischen Bedeutung von Licht sowohl für den gesunden als auch für den psychisch kranken Menschen sein.

7 Zusammenfassung

Die zeitorientierte Betrachtungsweise in der Biologie legt klar und eindringlich die inter- und intraindividuell sehr stabile Rhythmizität allen Lebens dar. Herzschlag, Atmung, Blutdruck, Mitose, Elektrolyte, Hormone, Aktivität und Ruhe, Fertilität, Widerstandsfähigkeit usw., sie alle sind rhythmische Phänomene, jedoch nicht einfach auf Augenreize reagierend, sondern mit einem Eigenrhythmus ausgestattet, der auch in Abwesenheit von Augenreizen „endogen", d.h. aus sich selbst heraus, abläuft. Dieses „Konzert" von Rhythmen im Einklang zu sehen, Zyklen, wie z.B. den Schlaf-Wach-Zyklus oder den Menstruationszyklus in ihrem genauen Ablauf – also im Fluß der Zeit – chronologisch zu beschreiben, ist der eine Aspekt der Chronobiologie. Der zweite ist es, mögliche Störungen und Faktoren, die diese Veränderungen verursachen könnten, zu erfassen.

Die chronobiologische Forschungsrichtung im Fachgebiet Psychiatrie richtet ihre Aufmerksamkeit fast ausschließlich auf ein Krankheitsbild, das möglicherweise einem Modell eines gestörten „Rhythmus" entsprechen könnte. Dabei handelt es sich um ein durch Krankheitsphasen charakterisiertes Bild, das mit Restitutio ad integrum jeweils rückgebildet wird, akut auftritt und durch mehrere gestörte zirkadiane Rhythmen (Befindlichkeitsstörungen mit Tagesschwankungen, gestörter Schlaf-Wach-Zyklus, gestörte hormonelle Zyklen etc.) und infra- bzw. ultradianen Rhythmusstörungen (Blutdruckveränderungen, vegetative Veränderungen, Menstruationsstörungen etc.) charakterisiert ist.

Dieses Bild des manisch depressiven Krankseins (MDK) tritt im Jahreszyklus gehäuft im Frühjahr bzw. im Herbst auf, andere Formen, z.B. ausgesprochene Winterdepressionen, sind ebenfalls als regelmäßig ablaufend bekannt.

Dieses Krankheitsbild war schon längere Zeit Gegenstand von großangelegten Untersuchungen der biologisch-psychiatrischen Forschung, um mögliche Verursacher oder wenigstens Abbildner der Krankheit und damit Zusammenhänge zu erfassen.

Die genaue Beschreibung der Tagesschwankungen mit der typischen abendlichen Remission führte zur Entwicklung des Therapieprinzips des Schlafentzugs, der gleichsam eine fortgesetzte abendliche Remission darstellt. Allerdings stand eine genaue Erfassung und Darstellung biologischer Variablen bisher aus. Einzelfallbeschreibungen geben jedoch wertvolle Hinweise auf die Möglichkeit, Hinweise auf wichtige Hintergründe mit vielleicht kausalen Therapieverfahren zu finden. Die Körpertemperatur wurde ebenfalls immer wieder als wichtige Spur in der Erforschung des MDKs verfolgt, jedoch liegen auch hier hauptsächlich Einzelfallbeschreibungen vor.

Die hormonellen Untersuchungen (Tagesgang der Kortisolsekretion, Wachstumshormonsekretion, thyroideastimulierendes Hormon, Prolaktin, Melatonin) sind in letzter Zeit genauer beschrieben worden, allerdings scheint erst in den letzten Jahren die Radioimmunoassay-Methodik sensitiv genug zu sein, um rhythmische Tagessekretion messen zu können. Am klarsten scheint die Beschreibung des Hyperkortisolismus in der depressiven Erkrankung zu sein.

Biochemische Untersuchungen von Neurotransmittern und deren Metaboliten sind bis jetzt widersprüchlich, doch auch hier scheinen sensitivere Techniken allmählich ein klareres Bild entstehen zu lassen.

Elektroenzephalographische Untersuchungen der Schlafarchitektur, der Schlafinduktion und der Schlafkontinuität haben genaueren Aufschluß über häufige Störbilder im depressiven Krankheitsbild gegeben. Die pathologischen REM-Schlafveränderungen zeigen sogar in die Richtung einer möglichen weiteren diagnostischen Verfeinerung.

In letzter Zeit wurde ein wichtiger Zeitgeber von endogenen Rhythmen im Menschen identifiziert, der bei Tieren schon seit langem bekannt war und besonders im Zusammenhang mit jahreszeitlichen Anpassungen gut erforscht ist. Licht, bzw. beim Menschen intensives Licht (IL), scheint einer der wichtigsten Zeitgeber und damit Koordinator biologischer Rhythmen zu sein. Ab einem Intensitätsgrad von 1500 Lux gilt nach dem heutigen Wissensstand Licht als intensiv und für den Menschen biologisch aktiv. Erstmals konnte ein Hormon, nämlich Melatonin, unmittelbar die Wirkung von IL abbilden, d.h. IL unterdrückt die Melatoninsekretion vollständig. Gleichzeitig wurde gezeigt, daß depressive Patienten sich in dieser Supprimierbarkeit von Melatonin von gesunden Probanden unterscheiden könnten.

Die weitere Entwicklung beschrieb eine therapeutische Wirksamkeit von IL in einer Sonderform des manisch-depressiven Krankseins, nämlich der saisonalen depressiven Erkrankungsform (Winterdepression).

Eine ca. 2stündige intensive Lichtbehandlung am Morgen, mit etwa 2000 Lux, ist als Therapie erster Wahl bei saisonal depressiven Patienten zu empfehlen, wobei dann die Ansprechquote bei 80% liegen dürfte.

Alle bisherigen Erklärungsversuche, nämlich mit der Therapie einen pathogenen kurzen Wintertag in einen therapeutischen langen Sommertag zu verwandeln, die Therapie mit der Suppression von Melatonin und einen kausalen Zusammenhang mit Melaton zu sehen sowie die Erklärung, es könnte sich um eine sog. „phasennachverschobene" Form der Depression handeln, haben sich als falsch herausgestellt. Es ist bisher ungeklärt, warum die saisonal depressiven Patienten soviel besser auf Licht ansprechen, daß alle anderen Therapieformen bei dieser Indikation in den Hintergrund treten, während die Ergebnisse bei den nichtsaisonalen Depressionsformen wenig ermutigend sind.

Die hier vorliegende Studie war erforderlich, um ein völlig neues Instrument der Beeinflussung biologischer Rhythmen zu charakterisieren und dadurch den Weg zu ebnen, es als therapeutisches Instrument in Betracht zu ziehen. Jedes neue Therapieverfahren bedarf der genauen Erfassung von Wirkung, Sicherheit,

Anwendungstechnik und Indikationsstellung sowie Darstellung möglicher Begleitmaßnahmen, Vorsichtsmaßnahmen und Gegenanzeigen.

Die Wirkung wird anhand von psychopathologischen und psychometrischen Messungen, die Sicherheit der Anwendung anhand begleitender Untersuchungen möglicherweise gefährdeter biologischer Systeme (Augenuntersuchungen) beschrieben. Die Technik, mit der am kostengünstigsten und einfachsten intensives Licht erzeugt werden kann, wird erläutert, und eine Indikationsstellung erarbeitet, indem genaue hormonelle Daten, polysomnographische Daten und Körpertemperaturdaten herangezogen werden, um aus dem Akutversuch weitere Vorgangsweisen der chronischen Anwendung auf eine rationale Basis zu stellen.

Theoretische Überlegungen sollen ein fruchtbringendes Feld weiterer Forschung eröffnen und mögliche, vielleicht sogar kausale, Krankheitszusammenhänge erschließen.

Die psychopathologischen Messungen ergaben bei gesunden Probanden eine subjektive Verbesserung im Wohlbefinden, verglichen mit den Ausgangswerten und mit der Befindlichkeit, die durch partiellen Schlafentzug entstand (Von-Zerssen-Befindlichkeitsskala, Hamilton-Depressionsskala, 100-mm-visuelle-Analogskala). Signifikante Leistungsverbesserungen (Konzentration, Aufmerksamkeit) bei gesunden Probanden wurden im Vergleich zum Ausgangswert sichtbar. Es traten keine somatischen Beschwerden auf. Subjektiv wurde Agitiertheit beschrieben. In der polysomnographischen Darstellung zeigte sich bei gesunden Probanden eine Verbesserung sowohl der Schlafarchitektur als auch der Schlafinduktion und Schlafkontinuität. Diese signifikanten Verbesserungen waren gut korreliert mit den signifikanten Verbesserungen in der Folge des Schlafentzuges.

Die psychopathologischen Verbesserungen durch IL bei depressiven Patienten ließen im psychopathologischen Querschnitt nach Lichtbehandlung keine Unterscheidung mehr zwischen Probanden und Patienten zu (100-mm-visuelle-Analogskala). In der Hamilton-Depressionsskala sanken die Gruppenmittelwerte der depressiven Patienten von 22 Punkten auf 13,4 Punkte während der intensiven Lichtbehandlung. Nach der IL-Behandlung blieb die Verbesserung konstant (15 Punkte).

Psychometrische Messungen ergaben keine Verbesserung der Aufmerksamkeit und eine Reaktionszeitverkürzung, die das Niveau statistischer Signifikanz erreichten, nach Ausgangswerten, die signifikant schlechter lagen als bei gesunden Probanden bezüglich Aufmerksamkeit, Konzentration, psychomotorische Aktivität, Reaktionszeiten und Fehlerniveau.

In der polysomnographischen Darstellung der Schlafperiode wurden eine erhöhte Schlaflatenz, verminderte Totalschlafzeit, vermehrter REM-Schlaf und eine verkürzte REM-Latenz im Vergleich zum Kontrollkollektiv sichtbar. Die Abnahme der mittleren REM-Länge in der intensiven Lichtbehandlungsperiode war statistisch signifikant. Auch die verkürzte REM-Latenz wurde während der intensiven Lichtbehandlung verlängert.

Die Körpertemperaturmessung ergab bei gesunden Probanden einen gut replizierbaren 24-h-Tagesgang, der weder von intensivem Licht noch von partiellem Schlafentzug in Akrophase und Amplitude beeinflußt wurde. Depressive Patienten zeigen dagegen uneinheitliche Körpertemperaturwerte mit einer leichten Tendenz zu höheren Werten und geringeren Amplituden, jedoch ohne eine 24-h-Periodik. Es dürfte keinerlei signifikanter Tagesgang bei depressiven Patienten vorliegen, und auch intensive Lichtbehandlung ändert daran nichts.

Die Kortisolsekretion bei gesunden Probanden war klar rhythmisch mit klaren Akrophasen und Tiefpunkten. Das Sekretionsmaximum trat bei gesunden Probanden während des partiellen Schlafentzugs früher auf, als dies am Tag vor der Intervention der Fall war. Eine signifikante Abnahme der Amplitude nach partiellem Schlafentzug wurde in gesunden Probanden sichtbar. Depressive Patienten zeigten signifikant frühere Kortisol-Plasma-Spitzen in der Basisbeobachtungsperiode im Vergleich zu gesunden Kontrollpersonen. Dieser Unterschied verschwand nach intensiver Lichtbehandlung und trat in der Nachbehandlungsperiode wieder auf. Die Plasmamaximalkonzentrationen und -minimalkonzentrationen lagen bei depressiven Patienten höher als bei gesunden Kontrollpersonen.

Der Tagesgang von Melatonin wurde bei gesunden Probanden durch partiellen Schlafentzug oder durch intensives Licht nicht beeinflußt.

Die depressiven Patienten unterschieden sich in den Ausgangswerten signifikant von den Probanden, in den Nachbehandlungswerten ebenfalls, jedoch während Lichtbehandlung konnten die beiden Gruppen nicht mehr bezüglich ihrer Melatoninsekretion differenziert werden.

Aus der Analyse der Melatonindaten geht hervor, daß es sich um eine saisonale Dysregulation handeln könnte. Die positiven Effekte der intensiven Lichttherapien könnten vor allem dann in Erscheinung treten, wenn hohe Sommerwerte prophylaktisch mittels intensivem Licht behandelt würden. Die vorliegende Studie konnte zeigen, wenn die Gruppen im Jahresgang getrennt nach Sommer (April bis September) und nach Winter (Oktober bis März) analysiert wurden, daß eine Unterschiedlichkeit bestand: die Melatoninwerte der Patienten waren entscheidend höher, auch die Breite der Sekretionsperiode in der Nacht bei Depressiven waren länger als bei Kontrollen. Es kann also ein Syndrom der saisonalen Dysregulation formuliert werden.

Bei der Analyse des Tagesganges fiel auf, daß die Position der Akrophase nicht so sehr vom Licht, auch nicht von intensivem Licht, sondern eher von der Schlafdauer beeinflußt wurde. Die Position der Akrophase veränderte sich nach partiellem Schlafentzug deutlich mehr als 1 h in Richtung Sekretionsmaximumsvorverlagerung. Das bedeutet, daß eine Abhängigkeit des Zeitpunkts der Melatoninmaximalsekretion von der Schlafdauer abgeleitet werden muß. Dies ist insofern interessant, weil ja die Minimalkortisolsekretion, die immer im Zusammenhang mit Melatonin als sog. „Melatoninkortisolratio" diskutiert wird, ebenfalls von der Schlafdauer abhängig ist. Eine vorsichtige Interpretation der Ergebnisse läßt zunächst folgende Schlüsse zu:

1. Intensives Licht beeinflußt verschiedene biologische Variable. Sowohl die Wachzeit, gemessen in psychopathologischen und psychometrischen Skalen und Tests, als auch die Schlafzeit, gemessen mit der Polysomnographie, zeigen positive signifikante Effekte. Leistungsverbesserung, Befindlichkeitsverbesserung und

Verbesserungen von subjektiven und objektiven Schlafparametern sind nachzuweisen. Im Vergleich zu der Methode des partiellen Schlafentzuges lassen sich die Schlafparametermessungen gut in bezug setzen und gleichsinnige positive Veränderungen beschreiben. Die psychometrischen Veränderungen lassen sich keineswegs vergleichen, weil ausgesprochene Verschlechterungen im Leistungsniveau auch nach der Erholungsnacht nach erfolgtem partiellen Schlafentzug sichtbar werden, während intensives Licht nachhaltig eine signifikante Verbesserung bewirkt. Insbesondere die Verbesserung in Aufmerksamkeit und Reaktionszeit weisen einen vigilanzerhöhenden Effekt von intensivem Licht nach. Das heißt: ein zunächst zu niedriges Aktivierungsniveau ist durch Licht positiv beeinflußbar, allerdings auch bei normalem Ausgangsniveau ist eine weitere Leistungsverbesserung unter intensivem Licht noch möglich. Die Ergebnisse lassen auf einen nootropen Effekt schließen, der in Verbindung mit den verbesserten Schlafparametern einen additiven positiven Einfluß hat.

Intensives Licht normalisiert veränderte hormonelle Rhythmen. Kortisol und Melatonin werden gleichsinnig in Richtung Normalisierung verändert.

Intensives Licht hat zumindest in der akuten Anwendung keinen Einfluß auf die Körpertemperatur. Depressive Patienten scheinen keinen 24-h-Tagesgang in der Körpertemperatur zu haben, und eine Normalisierung ist in einer 24-h-Periode nicht mit intensivem Licht oder partiellem Schlafentzug zu erreichen.

2. Im Unterschied zum partiellen Schlafentzug, wo vor allem eine Vorverlagerung des Sekretionsmaximums von Kortisol sichtbar wurde, hat Licht – insbesonders die abendliche Anwendung betreffend – einen phasennachverschiebenden Effekt. Die Sekretionsmaxima treten später auf. Ein Zeitgebereffekt im Sinne einer Verlängerung der 24-h-Periodik dürfte nach abendlichem intensiven Licht auftreten.

Dieser Zeitgebereffekt dürfte therapeutisch ausnützbar sein.

3. Die vielfache Beeinflußbarkeit verschiedener biologischer Variablen bei depressiv Erkrankten dürfte einen Hinweis darauf geben, daß hohe Lichtintensitäten einen Triggereffekt haben und somit als therapeutisches Instrument in Frage kommen. Insbesondere die hormonellen Variablen weisen unter dem Aspekt des Zeitgebers auf einen positiven antidepressiven Effekt hin, die psychometrischen Variablen unterstreichen die Wirkung im nootropen Bereich.

Längsschnittuntersuchungen (Langzeitverläufe) werden diese Befunde noch verdeutlichen und bei depressiv Erkrankten ein neues therapeutisches Instrument erschließen, das nicht nur für eine Sonderform des manisch depressiven Krankseins wichtig sein dürfte.

Mögliches Erklärungsmodell und daraus ableitbare Indikationen von intensivem Licht: die Vigilanzhypothese bei Amplitudenerkrankungen:

Intensives Licht wird vor allem durch den starken Zeitgebereffekt – diesen übt es direkt via Retina und retina-hypothalamischen neuronalen Weg auf den Nucleus suprachiasmaticus und damit auf den zentralen Schrittmacher, der alle anderen Körperrhythmen koordiniert aus – wirksam.

Intensives Licht hat in erster Linie einen antriebssteigernden, aktivierenden, leistungsverbessernden Effekt – möglicherweise durch optimale Synchronisation der Körperrhythmen und nachgeschaltete Oszillatoren. Die klaren Tagesgänge von Schlaf-Wach-, Ruhe-Aktivitäts-Zyklus, sowie neuroendokrinen Zyklen werden damit wieder hergestellt und nicht mehr vorhandene Tagesgänge, d.h. Amplituden des 24-h-Ganges, die völlig abgeflacht waren, werden regeneriert und damit die physiologischen Tagesschwankungen und damit die Adaptationsfähigkeit der Veränderung wiederhergestellt.

Dieser starke Zeitgebereffekt, der vigilanzverbessernde Effekt, bewirkt eine erhöhte Adaptationsfähigkeit des Organismus, der in der Lage ist, eine pathologische Situation zu überwinden. Entsprechende Auswirkungen auf Körperrhythmen werden meßbar.

Daraus resultieren als erste Indikation Zustände herabgesetzter Vigilanz, wie sie im Alter, in prädeliranten Zuständen, in saisonalen Leistungseinbußen (saisonal depressiven Zuständen), periodisch wiederkehrenden hormonellen Störungen (prämenstruelles Syndrom) und Störungen des Schlaf-Wach-Zyklus (Schlafstörungen aus umweltbedingten oder anderen Ursachen) vorkommen, wobei die Adaptationsfähigkeit des Körpers wiederhergestellt wird und ein positiver Effekt auf das Krankheitsbild zu erwarten ist.

Aus der vorliegenden Arbeit läßt sich ableiten, daß ein wirksames biologisches therapeutisches Instrument vorliegt und eine breite Anwendung zu Forschungszwecken, im Einzelfall auch schon zu klinischen Zwecken, gerechtfertigt ist, wobei die aufgezeigten Wirkmechanismen noch weitergehend untersucht werden sollten. Insbesondere in der chronischen Anwendung werden weitere Untersuchungen notwendig sein. Eine Ausweitung der Indikation kann nach den vorliegenden Befunden erwogen werden.

Als praktischer Hinweis zur Anwendung sei zunächst festgehalten, daß lediglich die Wirksamkeit von intensivem Licht gesichert ist, jedoch noch keine Untersuchung zur Zusammensetzung (Spektrum) der Lichtqualität vorliegt und auch die tageszeitliche Anwendung durchaus noch verschieden gehandhabt wird. Diese Arbeit zeigt den verlängernden Zeitgebereffekt auf die Tagesperiodik, und daher sollte bei Krankheitsbildern, in denen eine Phasenverkürzung, wie dies das depressive Syndrom (endogenomorph-depressives Achsensyndrom nach Berner) zeigt, vorliegen dürfte, die abendliche Anwendung bevorzugt werden. Wenn jedoch eine höhere Intensität gefordert wird, um z.B. den nootropen Effekt auszunützen, müßte die morgendliche maximale Sensitivität der Retina ausgenützt werden.

Die Einbeziehung der Zeitachse dürfte sich jedoch bei psychiatrischen Krankheitsbildern, in denen keine morphologischen groben Veränderungen feststellbar sind, sondern funktionelle Veränderungen gemessen werden sollen und pathologische Funktionen zu beschreiben sein werden, als zielführend erweisen, weil sog. „Normwerte" klarer erkannt werden können und physiologisches Schwanken weiter auf synchronisierte oder desynchronisierte Variable analysiert werden kann. Diese sind wohl die empfindlichsten Indikatoren für ein gestörtes Zusammenspiel von einem so empfindlichen Konzert wie psychischer Zustand und psychische Gesundheit oder Nicht-Gesundheit.

Literatur

Aanonsen A (1959) Medical problems of shift work Industr Med Surg 28:422–427

Akishal HS, Lemmi H Yerevanian B (1982) Psychiatr Res 8:81–9

Alford FP, Baker HWG, Burger HG et al. (1972) Temporal patterns of integrated plasma hormone levels during sleep and wakefulness:I. TSH, GH and cortisol. J Clin Endocrinol Metab 37:841

Amsterdam JD, Winokur A, Abelman E, Lucki I, Rickels K (1983) Cosyntropin (ACTH D1–24) stimulation test in depressed patients and healthy subjects. Am J Psychiatry 140:7

Andrezsyuk HI (1968) Quoted in Schaeffer KE, Kerr CM, Buss D, Haus E (1979) Effect of 18-h watch schedules on circadian cycles of physiological functions during submarine patrols. Undersea Biomed Res S 81–90 (Submarine Supplement)

Ansseau M, Kupfer DJ, Reynolds CF, McEachran AB (1984) REM latencyy distribution in major depression: Clinical characteristics associated with sleep onset REM periods. Biol Psychiatry 19(12):1651–1665

Ansseau M, Kupfer DJ, Reynolds CR (1985) Internight variability of REM-latency in major depression: Implications for the use of REM- lateney as a biological correlate. Biol. Psychiatry 20:489–505

Arendt J, Wirz-Justice A, Bratle G (1977) Annual rhythm of serum melatonin in man. Neurosci Lett 7:327–330

Arendt J, Aldhous M, Marks V (1986) Alleviation of jet lag by melatonin: Preliminary results of controlled double blind trial. Br Med J 292:170

Aschoff J (1955) Der Tagesgang der Körpertemperatur beim Menschen. Klin Wochenschr 33:545–551

Aschoff J (1960) Exogenous and endogenous components in circadian rhythms. Cold Spring Harbor Symp Quant Biol 25:11–26

Aschoff J (1965) Circadian rhythms in man. Science 148:1427–1432

Aschoff J (1970) Circadian rhythm of activity and body temperature. In: Hardy JD, Gagge AP Stolwijk JAJ (eds) Physiological and behavioral temperature regulation. Thomas, Springfield, Ill., pp 905–919

Aschoff J (1980a) Über Reproduzierbarkeit circadianer Rhythmen beim Menschen. Klin Wochenschr 58:323–335

Aschoff J (1980b) Wie gestört ist der circadiane Rhythmus bei Depressiven? In: Heimann H, Giedke H (Hrsg) Neue Perspektiven in der Depressionsforschung. Huber, Bern: S 88–100

Aschoff J (1981) Annual rhythms in man. In: Aschoff J (ed) Handbook of behavioral neurobiology, Vol 4. Plenum Press, New York

Aschoff J, Wever R (1962) Spontanperiodik des Menschen bei Ausschluß aller Zeitgeber. Naturwissenschaften 49:337–342

Aschoff J, Biebach H, Heise A, Schmidt T (1974a) Day night variation in heat balance. In: Monteith JL Mount LE (eds) Heat loss from animals and man. Butterworths, London, pp 147–172

Aschoff J, Fantranska M, Gerecke U, Giedke H (1974b) Twentyfour hour rhythms of rectal temperature in humans: Effects of sleep interruptions and of test sessions. Pflügers Arch Ges Physiol 346:215–222

Aschoff J, Wever R, Wildgruber C (1984) Circadian control of meal timing during temporal isolation. Naturwissenschaften 71:534–535

Atkinson M, Kripke DF, Wolf SR (1975) Autorhythmometry in manic depressives. Chronobiologia 2:325–335

Avery DH, Wildschiodtz G, Rafaelson OJ (1982) Nocturnal temperatur in affective disorder. J Affective Disorder 4:61–71

Bartsch C, Bartsch H, Flüchter SH, Attanasio A, Gupta D (1985) Evidence for modulation of melatonin secretion in men with benign and malignant tumors of the prostate: Relationship with the pititary hormones. J Pineal Res 2:121–132

Bassi CJ, Powers MK (1986) Daily fluctuations in the detectability of dim lights by humans. Physiol Behav 38:871–877

Beck-Friis J, Rosen D von, Kjellman BF, Ljunggren JG, Wetterberg L (1984) Melatonin in relation to body measures, sex, age, season and the use of drugs in patients with major affective disorders and healthy subjects. Psychoneuroendocrinology 9:261–277

Beck-Friis J, Ljunggren JG, Thoren M, Rosen D von, Kjellman BF, Wetterberg L (1985) Melatonin, cortisol and ACTH in patients with major depressive disorder and healthy humans with special reference to the outcome of the dexamethasone suppression test: Psychoneuroendocrinology 10 (2):173–186

Beersma DGM, Daan S, Hoofdakker van den RH (1985) The timing of sleep in depression: Theoretical considerations. Psychiatry Res 16:253–262

Benoit O, Foret J, Merle B, Reinberg A (1981) Circadian rhythms (temperature, heart rate, vigilance, mood) of short and long sleepers: Effects of sleep deprivation. J Physiol 70:435

Bente D (1976) Elektroenzephalographische Gesichtspunkte zum Wach- Schlaf-Verhalten und zur Chronophysiologie endogener Depressionen. Arzneimittelforsch 26(6):1049–1068

Bente D, Penning J (1973) Quantitative Analyse der schlafinduzierenden Wirkung von Psychopharmaka. In: Jovanovis UJ (ed) The nature of sleep. G. Fischer, Stuttgart, S 72–75

Berner P (1982) Psychiatrische Systematik. Huber, Bern

Betriebstechník (Redaktion) (1986) Licht geht auf die Nerven. Sonderteil Industriebau 2:31–32

Birau N, Birau M, Schlott W (1981) Melatonin rhythms in human serum in advances in the biosciences. In: Birau N, Schlott W (eds) Melatonin-current states and perspectives. Pergamon Press, New York, pp 287–295

Bixler EO, Kales A, Soldatos CR, Kales JA, Healey S (1979) Prevalence of sleep disorders in the Los Angeles metropolitan area. Am J Psychiatry 136:1257–1262

Bojkowski CJ, Aldhous ME, English J, Franey C, Pulton AL, Skene DJ, Arendt J (1987) Suppression of nocturnal plasma melatonin and 6-sulphatoxymelatonin by bright and dim light in man. Horm Metab Res 19:437–440

Borbély AA (1982) A two process model of sleep regulation. Hum Neurobiol 1:195

Borbély AA, Baumann F, Brandeis D, Strauch I, Lehmann D (1981) Sleep deprivation: Effect on sleep stages and EEG power density in man. Electroencephal Clin Neurophysiol 51:483–493

Born J, Kern W, Bieber K, Fehm-Wolksdorf G, Schiebe M, Fehm HL (1986) Night-time plasma cortisol secretion in associated with specific sleep stages. Biol Psychiatry 21:1415–1424

Bretzl H (1903) Botanische Forschungen des Alexanderzuges. Teubner, Leipzig

Brown R, Kocsis JH, Caroff S, Amsterdam J, Winokur A, Stokes PE, Frazer A (1985) Differences in nocturnal melatonin secretion between melancholic depressed patients and control subjects. Am J Psychiatry 142:811–816

Bünning E (1935) Zur Kenntnis der endogenen Tagesrhythmik bei Insekten und Pflanzen. Berl Dtsch Bot Ges 53:594–623

Bünning E (1973) The physiological clock – circadian rhythms in biological chronometry, 3rd edn. Springer, Berlin Heidelberg New York

Burbiel I, Seidler G (1986) Das Erleben von Zeit. Dynamische Psychiatrie 2/3:156–177

Cannon WB (1929) Organization for physiological homeostasis. Physiol Rev 9:399–431

Cardoso SS, Scheving LE, Halberg F (1970) Mortality of mice as defluenced by the hour of the day of the drug (ara–C) administration. Pharmacologist 12:302

Carola R (1981) Sunlight to sugar. In: Fire of life (The Smithsonian Book of the Sun). Norton, New York, pp 127–133

Caroll BJ, Curtis GC, Mendels J (1976) Neuroendocrine regulation in depression. In: Limbic system-adrenocortical dysfunction. Arch Gen Psychiatry 33:1039

Carr DB, Reppert SM, Bullen B et al. (1981) Plasma melatonin increases during exercise in women. J Clin Endocrinol Metab 53(1):224–225

Casper R, Katz M, Redmonde H, Schaffer C, Davis J (1981) An assessment of basic function disturbances in affective illness. Am Coll Neuropsychopharmacol (Abstr) Puerto Rico 1981 (Kongreßband)

Chazot G, Claustrat B, Brun J, Olivier M (1985) Rapid antidepressant activity of destyr-gancma-endorphin: Correlation with urinary melatonin. Biol Psychiatry 20:1026–1030

Claustrat B, Chazot G, Brun J (1981) Melatonin secretion in man: Stimulating effect of destyrgamma endorphin. Neuroendocrinol Lett 3:35–37

Claustrat B, Chazot G, Brun J, Jordan D, Sassolas G (1984) A chronobiological study of melatonin and cortisol secretion in depressed subjects: Plasma melatonin, a biochemical marker in major depression. Biol Psychiatry 19(8):1215–1228

Coale AJ (1974) The history of the human population. Sci Am 231:40–51

Conroy RTWL, Mills JN (1970) Human circadian rhythms. J.A. Churchill, London

Coulthard AJ (1958) The annual cycle of blood haemoglobin levels. Clin Chim Acta 3:226–233

Cowgill UM (1966) Season of birth in man. Contemporary situation with special reference to Europe and the southern hemisphere. Ecology 47:614–623

Czeisler CA (1978) Internal organization of temperature, sleep- wake, and neuroendocrine rhythms monitored in an environment free of time cues. Stanford University Press

Czeisler CA, Weitzman ED, Moore-Ede MC, Krause AL (1977) Relationship of the circadian rhythms of skin and core body temperature under entrained and free-running conditions in man. Fed Proc 36:423

Czeisler CA, Weitzman ED, Moore-Ede MC, Zimmermann JC, Knauer RS (1980) Human sleep Its duration and organization depend on its circadian phase. Science 210:1264

Czeisler CA, Richardson GS, Coleman RM, Zimmermann JC, Moore-Ede MC, Dement WC, Weitzman ED (1981) Chronotherapy: Resetting the circadian clocks of patients with delayed sleep phase insomnia. Sleep 4:1–21

Czeisler CA, Allan JS, Strogatz SH et al. (1986) Bright light resets the human circadian pacemaker independent of the timing of the sleep-wake cycle. Science 233:667–671

Daan S, Aschoff J (1982) Circadian contributions to survival. In: Aschoff J, Daan S, Gross GA (eds) Vertrebrate circadian systems. Springer, Berlin Heidelberg New York, pp 305–321

Dark J, Zucker I (1985) Seasonal cycles in energy balance: Regulation by light. Biol Psychiatry 20:1030–1034

Darwin C (1880) On the power of movement in plants. Murray, London

Davis WM (1962) Day-night periodicity in phenobarbital response of mice and the influence of socio-psychological conditions. Experimentia 18:235–236

De Candolle AP (1832) Physiologie vegetale, Vol 2. Bechet Jeune, Paris

Demisch K, Demisch L, Bochnik HJ, Nickelsen T, Althoff PH, Schöffling K, Rieth R (1986) Melatonin and cortisol increase after fluvoxamine. Br J Clin Pharmacol 22:620–622

Demisch K, Demisch L, Nickelsen T, Rieth R (1987) The influence of acute and subchronic administration of various antidepressants on early morning melatonin plasma levels in healthy subjects: Increases following fluvoxamine. J Neural Transm 68:257–270

Demisch L (1987) Suche nach physiologischen und pharmakologischen Funktionen von Melatonin beim Menschen; Fortschritte in der Pharmatherapie. In: Kielholz P, Müller-Oerlinghausen B (Hrsg) Pharmakotherapie der Depression. Karger, Basel, S 66–86

Dietzel M (1987a) Circadian melatonin pattern in depression: Influence of bright light treatment. In: Reiter RJ, Fraschini F (eds) Advances in pineal research, Vol 2. John Libbey, London

Dietzel M (1987b) Melatonin und Depression. Fortschr Pharmakother 3:100–111

Dietzel M, Musalek M, Walter H, Lesch O (1986) Implikationen biologischer Rhythmen auf Arbeit und Freizeit: In: Berner P, Zapotoczky K (Hrsg) Neue Wege im Gesundheitswesen, Bd II. Veritas-Verlag, Linz

Dietzel M, Saletu B, Veit I, Birsak L, Bach M, Gruber U, Marx B (1988) Biologisch aktives Licht: Eine wirksame Therapie im schweren Alkoholentzug: AGNP Nürnberg 1987. G. Fischer, Stuttgart

Dijk DJ, Visscher CA, Bloem GM, Beersma DGM, Daan S (1987) Reduction of human sleep duration after bright light exposure in the morning. Neurosci Lett 73:181–186

Dirlich G, Kammerloher A, Schulz H, Lund R, Doerr P, Zerssen D von (1981) Temporal coordination of rest-activity cycle, body temperature, urinary free cortisol, and mood in a patient with 48-hour unipolar-depressive cycles. In: Clinical and time-une-free environments. Biol Psychiatry 16(2):163–179

Duesberg R, Weiss W (1939) quoted in Rutenfranz J, Knauth P, Colquhoun WP (1976) Hours of work and shiftwork. Ergonomics 19:331–340

Duhamel Du Monceau HL (1759) La physique des arbres. Guerin & Delatow, Paris

Dushkov BA, Komolinskii FP (1968) Rational establishment of cosmonaut work schedules. In: Gworski MN (ed) The psychophysiology of the labor of astronauts. Foreign Division Clearing-House; Department of Commerce AD 684-690

Enright JT (1971) The internal clock of drunken isopods. Z Vergl Physiol 75:332–346

Ertel RJ, Halberg F, Ungar F (1964) Circadian system phase dependent toxicity and other effects of methophyranone (SU 4885) in mice. J Pharmacol Exp Ther 146:395–399

Fehm HL, Benkowitsch R, Kern W, Fehm-Wolfsdorf G, Pauschinger P, Born J (1986) Influences of corticosteroids, dexamethasone and hydrocortisone on sleep in humans. Neuropsychobiology 16:198–204

Feinberg M, Caroll BJ, King D, Greden JF (1984) The effect of dexamethasone on sleep: Preliminary results in eleven patients. Biol Psychiatry 19:5

Ferrier IN, Arendt J, Johnstone EC (1982) Reduced nocturnal melatonin secretion in chronic schizophrenia: Relationship to body weight. Clin Endocrinol 17:181–187

Foley PB, Cairncross KD, Foldes A (1986) Pineal indoles: Significance and measurement. Neurosci Biobehav Rev 10:273–293

Folkard S, Wever RA, Wildgruber CM (1983) Multi-oscillatory control of circadion rhythms in human performance. Nature 305:223–226

Forel AH (1910) Das Sinnesleben der Insekten (Semon M. trans). Reinhardt, München

Foulks EF (1972) The arctiv hysterias of the North Alaskan Eskimo. American Anthropological Assocation, Washington, D.C.

Fuller CA, Sulzman FM, Moore-Ede MC (1979) Circadian control of thermoregulation in the squirrel monkey (Saimiri sciurens). Am J Physiol 236:R 153–R 161

Gallassi R, Stracciari A, Ciardulli C, Zucconi M, Mondini S, Cirignotta F (1985) Multiple sleep latency test, subjective evaluation of somnolence and multiple performance test in excessive daytime sleepiness. In: Koella WP, Rüther E, Schulz H (eds) A preliminary report in sleep. Gustav Fischer, Stuttgart, pp 406–408

Garvey MJ, Mungas D, Tollefson GD (1984) Hypersomnia in major depressive disorders J Affective Disord 6:283–286

Giedke H (1986) Hibernation as a model of endogenous depression. Pharmacopsychiatry 19:192–193

Gillin JC, Borbely AA (1985) Sleep: A neurobiological window on affective disorders. TINS 537–542

Glotzbach SF, Heller HC (1976) Central nervous regulation of body temperature during sleep. Science 194:537–539

Graw P, Hole G, Gastpar M (1980) Tagesschwankungen bei hospitalisierten depressiven Patienten während der Depression und in gesunden Zeiten. Arch Psychiat Nervenkr 228:329–330

Grodins FS (1963) Control theory in biological systems. Columbia University Press, New York

Grof E, Grof P, Brown GM, Arato M, Lane J (1985) Investigations of melatonin secretion in man. Prog Neuropsychopharmacol Biol Psychiatry 9:609–612

Grünberger J (1977) Psycho-Diagnostik des Alkoholkranken. Methodischer Beitrag zur Bestimmung der Organizität in der Psychiatrie. Maudrich, Wien

Grünberger J, Linzmayer L, Saletu B (1984) Klinische Psychodiagnostik mit Hilfe psychophysiologischer Verfahren. Wien Med Wochenschr 134:29–35

Gundel A, Wegmann HM (1987) Resynchronization of the circadian system following a 9-hr advance or a delay zeitgeber shift: real flights and simulations by a van-der-Pol oscillator. Adv Chronobiol 2:391–401

Haider M (1974) Leitfaden der Umwelthygiene. Huber, Bern, S 75–92

Halberg F (1959) Physiologic 24-hour periodicity: general and procedural considerations with reference to the adrenalcycle. Z Vitamin Hormon Fermentforsch 10:225–296

Halberg F (1960) Temporal coordination of physiologic function. Cold Spring Harbor Symp Quant Biol 25:289–310

Halberg F, Jacobson E, Wadsworth G, Bittner JJ (1958) Audiogenic abnormality spectra, 24 hour periodicity and lighting. Science 128:657–658

Halberg F, Lagogueey M, Reinberg A (1983) Human circaannual rhythms over a broad spectrum of physiological processes. Int J Chronobiol 1:225

Halbreich U, Endicott J, Goldstein S, Nee J (1986) Premenstrual changes and changes in gonadal hormones. Acta Psychiatr Scand 74:576–586

Hanssen T, Heyden T, Sundberg I, Wetterberg L (1977) Effect of propranolol on serum melatonin. Lancet II:309

Hare EH (1980) Seasonal variations in psychiatric illness. Trends Neurosci 12:295–298

Hastings MH, Herbert J, Martensz ND, Roberts AC (1985) Annual reproductive rhythms in mammals: Mechanisms of light synchronization. In: Reiter RJ, Karasek M (eds) Adavanced in pineal research, Vol 1. John Libbey, London, pp 177–184

Haus E, Halberg F, Kuhl JFW, Lakatua DJ (1974) Chronopharmacology in animals. In: Aschoff J, Ceresa F, Halbert F (eds) chronobiological aspects of endorinology. Schattauer, Stuttgart, S 269–304

Hawkins D, Taub JM, Castle RL van de (1985) Extended sleep (hypersomnia) in young depressed patients. Am J Psychiatry 142:905–910

Head H (1923) The conception of nervous and mental energy II. Vigilance: A physiological state of the nervous system. Br J Psychol 14:125–147

Hellman L, Nakada F, Curti J et al. (1971) Cortisol is secreted episodically by normal man. J Clin Endocrinol Metab 30:14

Hellpach W (1965) Geopsyche. Enke, Stuttgart

Hendricks S (1981) Solar rhythms. In: Fire of Life (The Smith'sonian Book of the Sun). Norton, New York, London, pp 142–149

Hetzel MR, Clark TJH (1979) The clinical importance of circadian factors in severe asthma. In: Reinberg A, Halber F (eds) Chronopharmacology. Pergamon Press, New York, pp 213–221

Hicks RA, Lindseth K, Hawkins J (1980) Change to and from day-light savings time is associated with increases in traffic accidents. Abs., 146th AAAS annual meeting, San Francisco, p 168

Hildebrand G (1984) Der biologische Zeitkonflikt des Menschen. In: Das Phänomen Zeit. Literas Verlag, Wien, S 147–183

Holick MF (1985) The photobiology of vitamin D and its consequences for humans. Ann NY Acad Sci 453:1–13

Holsboer F, Bardeleben UV, Gerken A, Stalla GK, Muller OA (1984) Blunted corticotropin and normal cortisol response to human cortico-tropin-releasing factor in depression. N Engl J Med 311:1127

Hoofdakker van den RH, Beersma DGM (1985) On the explanation of short REM-latencies in depression. Psychiatry Res 16:155–163

Humphris FH (1924) Artificial sunlight and its therapeutic uses. Humphrey Milford, Oxford University Press, pp 221–223

Jarrett DV, Coble PA, Kupfer DJ (1983) Reduced cortisol latency in depressive illness. Arch Gen Psychiatry 40:506

Jaspers K (1973) Allgemeine Psychopathologie, 9. Aufl. Springer, Berlin Heidelberg New York

Jenner FA, Goodwin JC, Sheridan M, Tauber IJ, Lobban MC (1968) The effect of an altered time regime on biological rhythms in a 48-hours periodic psychosis. Br J Psychiatry 114:215

Jimerson DC, Lynch HJ, Post RM (1977) Urinary melatonin rhythms during sleep deprivation in depressed patients and normals. Life Sci 20:1501–1508

Johnson A, Engelmann W (1980) Influence of lithium ions on human circadian rhythms. Z Naturforsch 35:503–507

Johnson LC (1979) Sleep distubances in humans. In: Nicholson AN (ed) Sleep, wakefulness and circadian rhythms, Vol 105. Neuilly sur Seine, France: NATO Advisory Group for Aerospace Research and Development 4.1–4.16

Johnson LY (1982) The pineal gland as a modulator of the adrenal and thyrioid axes. In: Reiter RJ (ed) The pineal gland, Vol III: Extra-reproductive effects. CRC-Press, Boca Raton, Florida, pp 107–152

Johnson MH, Magaro PA (1987) Effects of mood and severity on memory processes in depression and mania. Psychol Bull 101 (1):28–40

Kant I (1780) Kritik der reinen Vernunft. Königsberg

Kathol RG (1985a) Persistent elevation of urinary free cortisol and loss of circaannual periodicity in recovered depressive patients. A trait finding. J Affective Disord 8:137–145

Kathol RG (1985b) Persistent elevation of urinary free cortisol and loss of circaannual periodicity in recovered depressive patients. J Affective Disord 8:137–145

Kathol RG, Gehirs T (1986) Peak amplitude and frequency of urinary free cortisol excretion in patients with a history of major depressive disorder. Chronobiol Int 3 (4):281–287

Kazuhiko A, Suzuki T (1985) Age trends of early awakening and feeling worse in the morning than in the evening in apparently normal people. J Nerv Ment Dis 173 (8):495–498

Kiester E jr (1981) The light and the dark. In: Fire of Life (The Smithsonian Book of the Sun). W.W. Norton, New York, London, pp 194–203

Kinkelin M (1954) Verlauf und Prognose des manisch-depressiven Irreseins. Schweiz Arch Neurol Psychiat 73:100–146

Koella WP (1985) A novel universal concept of vigilance. In: Koella WP, Rüther E, Schulz (eds) The sleep 84. G. Fischer, Stuttgart, pp 113–118

Korf HW, Moller M (1984) The innervation of the mammalian pineal gland with special reference to central pinealopetal projections. In: Reiter RJ (ed) Pineal research reviews. Alan R. Liss, New York, pp 41–86

Korf HW, Oksche A, Ekstrom P, Gery I, Zigler JS jr, Klein DC (1986) Pinealocyte projections into the mammalian brain revealed with S-antigen antiserum. Science 231:735–737

Kornhauser A, Wamer W, Giles A jr (1985) Effect of idetary ß-carotene on psoralen-induced photo-toxicity. Ann NY Acad Sci 453:91–104

Kramer G (1952) Experiments on bird orientation. Naturwissenschaften 94:265–285

Kraus RF, Buffler PA (1979) Sociocultural stress and the American native in Alaska; an analysis of changing patterns of psychiatric illness and alcohol abuse among Alaska natives. Cult Med Psychiatry 3:111–151

Kräuchi K, Wirz-Justice A, Feer H (1987) "Medial hypothalamus- syndrome" as a model of atypical symptoms in seasonal affective disorders (SAD). Experientia 43:715

Krieger DT, Krieger HP (1967) Circadian patterns of urinary electrolyte excretion in central nervous system disease. Metabolism 16:815–823

Kripke DF (1985) Therapeutic effects of bright light in depressed patientes. Ann NY Acad Sci 453:270–281

Kripke DF, Mullaney DJ, Atkinson M, Wolen S (1978) Circadian rhythm disorders in manic-depressives. Biol Psychiatry 13:335–351

Kripke DF, Risch SC, Janowsky D (1983) Bright white light alleviates depression. Psychiatry Res 10:105–112

Kronauer RE, Czeisler CA, Pilato SF, Moore-Ede MC, Weitzman EC (1982) Mathematical model of the human circadian system with two interactingoscillators. Am J Physiol 242 (1):R3–17

Kropf D, Müller-Oerlinghausen B (1986) Effects of lithium on visual perception in manic depressive patients without acute symptomatology. Neuropsychobiology 15:34–42

Kupfer DJ (1976) REM-latency. A psychobiologic marker for pimary depressive disease. Biol Psychiatry 16:159–174

Kupfer DJ, Hanin I, Coble PA, Spiker DG, Sorisio D, Grau TG (1982) EEG sleep and tricyclic blood levels: Acute and chronic administration in depression. J Clin Psychopharmacol 2:8–13

Kupfer DJ, Bulik CM, Jarett DB (1983) Nighttime plasma cortisol secretion and EEG Sleep – Are they associated? Psychiatry Res 10:191–199

Kupfer DJ, Bulik CM, Grochocinsky V (1984) Relationship between EEG-sleep-measures and clinical ratings of depression. J Affective Disord 6:43–52

Lacoste V, Wirz-Justice A (1987) Seasonality in personality dimension. Psychiatry Res 21:181–183

Lamola AA (1985) A history of organizations interested in the biological effects of light. Ann NY Acad Sci 453:121–122

Lemmer B (1983) Chronopharmakologie; Tagesthythmen und Arzneimittelwirkung. Wissenschaftliche Verlagsges., Stuttgart

Lewis HE, Masterton JP (1955) British North Greenland expediton medical and physiological aspects. Lancet II:494–500, 549–556

Lewy AJ, Wehr TA, Gold PW, Goodwin FK (1979) Plasma melatonin in manic-depressive illness. In: Usdin E, Kopin JJ, Barchas J (eds) Catecholamines basic and clinical frontiers, Vol II. Pergamon Press, Oxford, pp 1173–1175

Lewy AJ, Wehr TA, Goodwin FK, Newsome DA, Rosenthal NE (1981) Manic depressive patients may be supersensitive to light. Lancet I:383–384

Lewy AJ, Sack RL, Singer CL (1984) Assessment and treatment of chronobiologic disorders using plasma melatonin levels and bright light exposure: The clock-gate-model and the phase response curve. Psychopharmacol Bull 20 (3):561–565

Lewy AJ, Nurnberger JI, Wehr TA, Pack D, Becker LE, Powell R, Newsome DA (1985a) Supersensitivity to light: possible trait marker for manic-depressive illness. Am J Psychiatry 142:725–727

Lewy AJ, Sack RL, Singer CM (1985b) Immediate and delayed effects of bright light and human melatonin production: shifting "dawn" and "Dusk" shifts the dim light melatonin onset (DLMO). Ann NY Acad Sci 453:253–259

Lewy AJ, Sack RL, Singer CM (1985c) Treating phase typed chronobiologic sleep and mood disorders using appropriately timed bright artifical light. Psychopharmacol Bull 21 (3):368–372

Lewy AJ, Sack RL, Miller S, Hoban TM, Singer CM (1986) Superiority of a.m. light in winter depression (abstract 22 A). American Psychiatric Association, 139th Annual Meeting, Washington, May 1986

Lewy AJ, Siever LJ, Uhde TW, Karkey SP (1986) Clonidine reduces plasma melatonin levels. J Pharm Pharmacol 38:555–556

Lewy AJ, Sack RL, Miller LS, Hoban TM (1987) Antidepressant and circadian phase-shifting effects of light. Science 235:352–354

Lieberman HR, Garfield BG, Waldbhauser F, Lynch HJ, Wurtman RJ (1985) Possible behavioral consequences of light induced changes in melatonin availability. Ann NY Acad Sci 453:242–252

Lindhard J (1917) Contribution to the physiology of respiration under arctic climate. Meddelesler Gronland 44:77–175

Lingjaerde O, Bratlid T, Hansen T (1985) Insomnia during the "dark period" in northern Norway. Acta Psychiatr Scand 71:506–512

Linkowski P, Mendlewicz J, Leclerq R et al. (1985) The 24-hour-profile of adrenocorticotropin and cortisol in major depressive illness. J Clin Endocrinol Metab 61 (3):429–438

Linkowski P, Kerlhofs M, Rielaert C, Mendlewicz J (1986) Sleep during mania in manic-depressive ales. Eur Arch Psychiatr Neurol Sci 235:339–341

Linkowski P, Mendlewicz J, Kerkhofs M et al. (1987) 24-hour profiles of adrenocorticotropin, cortisol, and growth hormone in major depressive illness: effect of antidepressant treatment. J Clin Endorinol Metab 65 (1):141–152

Lobban MC (1960) The entrainment of circadian rhythms in man. Cold Spring Harbor Symp Quant Biol 25:325–332

Lobban MC (1976) Seasonal variations in daily patterns of urinary excretion by Eskimo subjects. In: Shepard RJ, Itoh S (eds) Circumpolar health. University of Toronto Press, pp 17–23

Marte E, Halberg F (1961) Circadian susceptibility, rhythm of librium. Fed Proc 20:305

Maurizi CP (1987) The function of dreams (REM-sleep): roles for the hippocampus, melatonin, monoamines, and vasotocin. Medi Hypothes 23:433–440

Mayer W, Scherer I (1975) Phase shifting effect of caffeine in the circadian rhythm of Phaseolus coccineus, L. Z Naturforsch 30:855–856

McDonagh AF (1985) Light effects on transport and excretion of bilirubin in newborns. Ann NY Acad Sci 453:65–72

Meijer JH, Groos GA, Rusak B (1986) Luminance coding in a circadian pacemaker – the suprachiasmatic nucleus of the rat and the hamster. Brain Res 382:109–118

Mendels J, Cochrane C (1968) The nosology of depression: the endogenous-reactive concept. Am J Psychiatry 124:1–11

Mendlewicz J, Branchey L, Weinberg U, Branchey M, Linkowski P, Weitzman ED (1980) The 24 hour pattern of plasma melatonin in depressed patients before and after treatment. Communications Psychopharmacol 4:49–55

Miles LEM, Raynal DM, Wilson MA (1977) Blind man living in normal society has circadian rhythms of 24, 9 hours. Science 126:1271–1278

Mills NJ, Morgan R, Minors DS, Waterhouse JM (1977) The freerunning circadian rhythms of two schizophrenics. Chronobiologia 4:353–360

Monk TH (1980) Traffic accident increases as a possible indicant of desynchronosis. Chronobiologia 7:527–529

Monk TH, Aplin LC (1980) Spring and autumn daylight saving time changes: Studies of adjustment in sleep timings, mood and efficiency. Ergonomics 23:167–178

Monk TH, Folkard S (1976) Adjusting to the changes to and from day-light-saving time. Nature 261:688–689

Monk TJ (1987) Subjective ratings of sleepiness – the underlying circadian mechanism. Sleep 10(4):343–353

Moore RY (1979) The anatomy of central neural mechanisms regulating endocrine rhythms. In: Krieger D (ed) Endocrine rhythms. Raven Press, New York, p 63

Moore RY, Card JP (1985) Visual pathways and the entrainment of circadian rhythms. Ann NY Acad Sci 453:123–133

Moore RY, Eichler VB (1972) Loss of circadian adrenal corticosterone rhythm following suprachiasmatic lesions in the rat. Brain Res 42:201–206

Moore-Ede MC (1973) Circadian rhythms of drug effectiveness and toxicity. Clin Pharmacol Ther 14:925–935

Moore-Ede MC (1981) Light: An information source for circadian clocks. Photochem Photobiol 34:237–238

Moore-Ede MC, Sulzman FM (1981) Internal temporal order. In: Aschoff J (ed) Handbook of behavioral neurobiology: Biological rhythms. Plenum Press, New York, pp 215–241

Moore-Ede MC, Sulzman FM, Fuller CA (1982) The clocks that time us. Physiology of the circadian timing system. Harvard University Press, Cambridge

Moore-Ede MC, Czeisler CA, Richardson GS (1983) Circadian time keeping in health and disease. N Engl J Med 309:469–476

Morgan R, Cheadle AJ (1976) Circadian body temperature in chronic schizophrenia. Br J Psychiatry 129:350–354

Morgan R, Drew CDA (1970) Early to bed. Soc Psychiatry 5:99–101

Morgan R, Minors DS, Waterhouse JM (1980) Does light rather than social factors synchronize the temperature rhythm of psychiatric patients? Chronobiologia 7:331–335

Morison WL (1985) Photoimmunology: Study of the effects of non ionizing radiation on the immune system. Ann NY Acad Sci 403:165–173

Mueller PS, Davies RK (1986) Seasonal affective disorders: Seasonal energy syndrome? Arch Gen Psychiatry 43:188

Munson ES, Marticci RW, Smith RE (1970) Circadian variations in anesthetic requirement and toxicity in rats. Anesthesiology 32:507–514

Murawski BJ, Grabbe J (1960) Effect of sleep deprivation on plasma 17-hydroxycorticosteroids. J Appl Physiol 15:280

Myers DH, Davies P (1978) The seasonal incidence of mania and itsrelationship to climatic variables. Psychol Med 8:433–440

Nair NPV, Hariharasubramanian N (1984) Circadian rhythm of plasma melatonin in endogenous depression. Prog Neuropsychopharmacol Biol Psychiatry 8:715–718

Nair NPV, Hariharasubramanian N, Pilapil C, Isaac I, Thavundayil JX (1986) Plasma melatonin – an index of brain aging in humans? Biol Psychiatry 21:141–150

Nauta WJH (1946) Hypothalamic regulation of sleep in rats. An experimental study. N Neurophysiol 9:285–315

Näyhä S (1982) Autumn incidence of suicides re-examined: Data from Finland by sex, age and occupation. Br J Psychiatry 41:512–517

Näyhä S (1983) The bi-seasonal incidende of some suicides. Acta Psychiatr Scand 67:32–42

Näyhä S (1986) Seasonal variation in mental depression and its correlation with occupation. Soc Psychiatry 21:72–75

Nemeroff CB, Evans DL (1984) Correlation between the dexamethasone suppression test in depressed patients and clinical response. Am J Psychiatry 141:247–249

Oaknin S, Trpoamo ME, Webb SM, Reiter RJ (1986) Influence of delta-sleep inducing peptide on melatonin syntheses in the rat pineal gland. Neurosci Lett 70:127–131

O'Brien IAD, Lewin IG, O'Hare JP, Arendt J, Corrall RJM (1986) Abnormal circadian rhythm of melatonin in diabetic autonomic neuropathy. Clin Endocrinol 24:359–364

Okudaira N, Kripke DF, Webster JB (1983) Naturalistic studies of human light exposure. Am Soc Physiol 245:613–615

d'Ortous dem Airan JJ (1729) Observation botanique 35–36. L Academie Royale des Sciences in Paris (M. Marchant)

Ou Y, Le Hoang P, Claustrat B et al. (1986) Decreased nocturnal plasma melatonin peak in patients with a functional alteration of the retina in relation with uveitis. Neurosci Lett 70:170–174

Page RB, Galicich JH, Grunt JA (1973) Alteration of circadian temperature rhythm with third ventricular obstruction. J Neurosurg 38:309–319

Papousek M (1978) Chronobiologische Aspekte des therapeutischen Schlafentzuges bei endogener Depression. In: Heiman H, Pflug B (Hrsg) Rhythmusprobleme in der Psychiatrie. Fischer, Stuttgart, S 51–60

Pfeffer W (1915) Beiträ,ge zur Kenntnis der Entstehung der Schlafbewegungen der Blattorgane. Abh Math Phys Kl Koenig Saech Akad Wissensch 34:1–154

Pflug B, Erikson R, Johnsson A (1976) Depression and daily temperature: A long-term study. Acta Psychiatr Scand 54:254–266

Pflug B, Engelmann W, Gaertner HJ (1982) Circadian course of bodytemperature and the excretion of MHPG and VMA in a patient with bipolar depression. J Neural Transm 53:213–215

Pfohl B, Sherman B, Schlechte J, Stone R (1989) Pituitary/adrenal axis rhythm disturbances in psychiatric depression. Arch Gen Psychiatry (in press)

Pittendrigh CS (1954) On temperature independence in the clock- system controlling emergence in Drosophila. Proc Natl Acad Sci USA 40:1018–1029

Pockberger H, Petsche H, Rappelsberger P, Zidek B, Zapotoczky HJ (1985) On-going EEG in depression: a topographic spectral analytical pilot study. Electroencephal clin Neurophysiol 61:349–358

Pöllmann L (1985) Welche biologischen Rhythmen sind für den Zahnarzt wichtig. J Interdisc Res 16 (2):150–151

Pöppel E (1978) Time perception. In: Autrum H et al. (eds) Handbook of sensory physiology, Vol VIII: Perception. Springer, Berlin Heidelberg New York

Pöppel E (1984) Erlebte Zeit und die Zeit überhaupt. In: Das Phänomen Zeit. Literas Verlag, S 135–146

Poland RE, Rubin RT, Clark BR, Bouin PR (1972) Circadian patterns of urine 17-OHCS and VMA exretion during sleep deprivation. Dis Nerv Syst 33:456

Poley W, Lea G, Vibe G (1979) Alcoholism: A treatment manual. Gardner Press, New York

Ponnamperuma C (1981) The quickening of life. In: Fire of life. The Smith'sonian Book of the Sun. W.W. Norton, New York, London, pp 119–126

Quay WB (1964) Circadian and estrous rhythm in pineal melatonin and 5-hydroxindole-3-acetic acid. Proc Soc Exp Biol Med 115:710–713

Reinberg A (1967) The hours of changing responsiveness or susceptibility. Perspect Biol Med 11:111–126

Reinberg A, Sidi E, Ghata J (1965) Circadian reactivity rhythms of human skin to histamine or allergen and the adrenal cycle. J Allergy Clin Immunol 36:273–283

Reinberg A, Lagoguey M, Cesselin F et al. (1978) Circadian and circaannual rhythms in plasma hormones and other variables of five healthy young human males. Acta Endocrinol 88:417–427

Reiter RJ (1978) The pineal, Vol 3. Eden Press, Montreal

Reiter RJ (1980) The pineal and its hormones in the control of reproduction. Endocr Rev 1:109–131

Reiter RJ (1985) Action spectra, dose-response relationships, and temporal aspects of light's effects on the pineal gland. Ann NY Acad Sci 453:215–230

Reiter RJ, Richardson BA, Johnson LY, Ferguson BN, Dinh DT (1980) Pineal melatonin rhythm: reduction in ageing Syrian hamsters. Science 210:1372–1373

Richter CP (1922) A behavioristic study of the activity of the rat. Comp Psych Monographs 1:1–55

Richter CP (1965) Biological clocks in medicine and psychiatry. Thomas, Springfield, Ill.

Richter P, Benzenhöfer U (1985) Time estimation and chronopathology in endogenous depression. Acta Psychiatr Scand 72:246–253

Rockwell DA, Hodgson MG, Beljan JM, Winget C (1976) Psychologic and psychophysiologic response to 105 days of social isolation. Aviat Space Environ Med 47:1087–1093

Rosenberg GD, Runcorn SK (1975) Conclusions. In: Rosenberg GD, Runcorn SK (eds) Growth rhythms and the history of the earth's rotation. Wiley, Chicester, pp 535–538

Rosenstein RE, Cardinali DP (1986) Melatonin increases in vivo GABA accumulation in rat hypothalamus, cerebellum, cerebral cortex and pineal gland. Brain Res 398:403–406

Rosenthal NE (1986) Seasonal affective disorders: seasonal energy syndrome? Arch Gen Psychiatry 43:189

Rosenthal NE, Sack DA, Wehr TA (1983) Seasonal variation in affective disorders. In: Wehr TA, Goodwin FK (eds) Circadian rhythms in psychiatry. The Boswood Press, Pacific Grove, CA, pp 185–201

Rosenthal NE, Sack DA, Gillin JC (1984) Seasonal affective disorder. Arch Gen Psychiatry 41:72–80

Rosenthal NE, Sack DA, Jacobsen FM et al. (1985a) The role of melatonin in seasonal affective disorder (SAD) and phototherpy. In: Melatonin in humans. Proceedings of the first Internat. Conf. of Melatonin in Humans, Vienna, Austria, p 233

Rosenthal NE, Sack DA, James SP, Parry BL, Mendelson WB, Tamarkin L, Wehr TA (1985b) Seasonal affectives disorder and phototherapy. Ann NY Acad Sci 453:260–269

Rosenthal NE, Carpenter CJ, James SP, Farry BL, Rogers SLB, Wehr TA (1986) Seasonal disorder in children and adolescents. Am J Psychiatry 143 (3):356–358

Rozencwaig R, Grad BR, Ochoa J (1987) The role of melatonin and serotonin in aging. Med Hypotheses 23:337–352

Rubin RT, Poland RE, Lesser IM, Martin DJ, Blodgett ALN, Winson RA (1987) Neuroendocrine aspects of primary endogenous depression. III: Cortisol secretion in relation to diagnosis and symptompatterns. Psychol Med 17:609–619

Rubinow RD, Post RM, Goldb PW (1984) Cortisol hypersecretion and cognitive impairment in depression. Arch Gen Psychiatry 41:279–283

Sachar EO, Hellman L, Roffwarg H, Halpern F, Fukushima D, Gallagher T (1973) Disrupted 24-hour patterns of cortisol secretion in psychotic depression. Arch Gen Psychiatry 28:19

Sack RL, Lewy AJ (1986) Desmethylimipramine treatment increases melatonin production in humans. Biol Psychiatry 21:406–410

Sack RL, Lewy AJ, Erb DL, Vollmer WM, Singer CM (1986) Human melatonin production decreases with age. J Pineal Res 3:379–388

Sanders BS (1934) Environment and growth. Warwick & York, Baltimore

Schaeffer KE, Kerr CM, Buss D, Haus E (1979) Effect of 18-h watch schedules on circadian cycles of physiological functions during submarine patrols: circadian cycles in submarine patrols. Undersea Biomed Res: 81–90 (Submarine Supplement)

Scheving LE, Burns ER, Pauly JE, Halberg F, Haus E (1977) Survival and cure ofl eucemic mice after circadian optimization with treatment of cyclophosphamide and 1-B-D arabino furanosylcytosine. Cancer Res 37:3648–3655

Schnapf JL, Baylor DA (1987) How photoreceptor cells respond the light. Sci Am 256 (4):40–47

136

Schulz H, Lund R (1985) On the origin of early REM-sleep episodes in the sleep of depressed patients: A comparison of three hypotheses. Psychiatry Res 16:65

Sherman B, Wysham C, Pfohl B (1985) Age-related changes in the circadian rhythm of plasma cortisol in man. J Clin Endocrinol Metab 61 (3):439–443

Silberman EK, Weingartner H, Targum SD, Byrnes S (1985) Cognitive functioning in biological subtypes of depression. Biol Psychiatry 20:654–661

Sliney DH (1985) Eye hazards of environment lighting. Ann NY Acad Sci 453:114–120

Smith I (1983) Indoles of pineal origin Biochemical and physiological status. Psychoneuroendocrinology 8 (1):41–60

Smith JA, Barnes JL, Mee TJ (1979) The effect of neuroleptic drugs on serum and cerebrospinal fluid melatonin concentrations in psychiatric subjects. J Pharm Pharmacol 31:246–248

Souetre E, Salvatsi E, Pringuey D, Plasse Y, Savelli M, Darcourt G (1987) Antidepressant effects of the sleep/wake cycle phase advance. Preliminary report. J Affective Disord 12:41–46

Steiner M, Werstiuk ES, Seggie J (1987) Dysregulation of neuroendocrine crossroads: depression, circadian rhythms and the retina – a hypothesis. Prog Neuropsychopharmacol Biol Psychiatry 11:267–278

Stephan FK, Zucker V (1972) Rat drinking rhythms: central visual pathways and endocrine factors mediating responsiveness to environmental ilumination. Physiol Behav 8:315–326

Stevans JR, Livermore AA, Fellman J (1981) Loss of eye movements abolishes light entrainment of circadian mesolimbic catecholamine excitability: A function for REM? Life Sci 30:495–501

Stromgren LS (1977) The influence of depression and memory. Acta Psychiatr Scand 56:109–128

Suranyi-Cadotte B, Lal S, Nair NPV, Lefaille F, Quirion R (1987) Coexistence of central and peripheral benzodiazepine binding sites in the human pineal gland. Life Sci 40:1537–1543

Surridge-David M, Maclean A, Coulter ME, Knowles JB (1987) Mood change following an acute delay of sleep. Psychiatry Res 22:149–158

Swade C, Metcalfe M, Coppen A, Mendlewicz J, Linkowski P (1987) Seasonal variations in the dexamethasone suppression test. J Affective Disord 13:9–11

Tapp ES, John JG, Skinner L (1980) Serum melatonin levels during the menstrual cycle. In: Biran N, Schloot W (eds) International Symposium on Melatonin. Institute for Preventive Endocrinology & Centre of Human Genetics and Genetic Counselling of the University of Bremen, pp 179–180

Taub JM, Berger RJ (1974) Acute shifts in sleep-wakefulness cycle: Effects on performance and mood. Psychosom Med 36:164–173

Terman M, Terman J (1985) A circadian pacemaker of visual sensitivity. Ann NY Acad Sci 453:147–161

Terman M, Quitkin FM, Terman JS (1986) Light therapy for seasonal affective disorder: dosing regimens (Abstract 121). American Psychiatric Association, 139th Annual Meeting, Washington, May 1986

Terman M, Terman JS, Quitkin FM, McGrath PJ, Stewart JW (1987/88, manuscript submitted)

Thorington L (1985) Spectral, irradiance, and temporal aspects of natural and artificial light. Ann NY Acad Sci 453:28–54

Touitou Y, Févre M, Lagoguey M et al. (1981) Age- and mental health-related circadian rhythms of plasma levels of melatonin, prolactin euteinizing hormone and follicle stimulating hormone in man. J Endocrinol 91:467–475

Touitou Y, Févre M, Bogdan A, Reinberg A, De Prins J, Beck H, Touitou C (1984) Patterns of plasma melatonin with ageing and mental condition: stability of nyctohemeral rhythms and differences in seasonal variations. Acta Endocrinol 106:145–151

Turek FW, Losee-Olson S (1986) A benzodiazepine used in the treatment of insomnia phase-shifts the mammalian circadian clock. Nature 321:167–168

Van Cauter E, Desir D, Copinschi G, Refetoff S (1985) Sleep and hormone secretion: Lessons from the "Jeg Lag Study". In: Koella WP, Rüther E, Schulz H (eds) Sleep 84. G. Fischer, Stuttgart, pp 175–180

Van Reeth O, Losee-Olson S, Turek FW (1987) Phase shifts in the circadian activity rhythm induced by triazolam are not mediated by the eyes or the pineal gland in the hamster. Neurosci Lett 80:185–190

Vernon HM (1921) Industrial fatigue and efficiency. E.P. Duton, New York

Virey JJ (1814) Éphémérides de la vieumaine. Thése Med., Univ. Paris

Von Economo C (1929) Schlaftheorie. Ergeb Physiol 28:312–339

Waldhauser F, Dietzel M (1985) Daily and annual rhythms in human melatonin secretion: Role in puberty control. Ann NY Acad Sci 453:205–214

Waldhauser F, Wieszenbacher G, Zeitlhuber U, Waldbhauser M, Frisch H, Wurtman RJ (1984) Fall in nocturnal serum melatonin in levels during prepuberty and pubescence. Lancet I (8373):362–365

Weber AL, Cary MS, Connor N, Keyes P (1980) Human non-24-hour sleep-wake cycles in an everyday environment. Sleep 2:347–354

Wehr TA, Goodwin FK (1983) Biological rhythms in manic-depressive illness. In: Wehr TA, Goodwin FK (eds) Circadian rhythms in psychiatry. Boxwood Press, Pacific Globe, CA, p 129

Wehr TA, Wirz-Justice A, Goodwin FK, Duncan W, Gillin JC (1979) Phase advance of the circadian sleep-wake cycle as an anti-depressant. Science 206:710–713

Wehr TA, Muscettola G, Goodwin FK (1980) Urinary 3-methoxy-4-hydroxyphenylglacol circadian rhythm: Early timing (Phase Advance) in manic-depressives compared with normal subjects. Arch Gen Psychiatry 37:257–263

Wehr TA, Goodwin FK, Wirz-Justice A, Breitmaier J, Craig C (1982) 48-hour-sleep-wake cycles in manic-depressive illness: Naturalistic observations and sleep deprivation experiments. Arch Gen Psychiatry 39:559–565

Wehr TA, Rosenthal NE, Sack DA, Gillin JC (1985) Antidepressanteffects of sleep deprivation in bright an dim light. Acta Psychiatr Scand 401:1–15

Wehr TA, Jacobsen FM, Sack DA, Arendt J, Tamarkin L, Rosenthal NE (1986) Phototherapy of seasonal affective disorder; time of day and suppression of melatonin are not critical for antidepressant effects. Arch Gen Psychiatry 43:870–875

Weitzman ED, Fukushima D, Nogumere C, Roffwarg H, Gallagher TF, Hellman L (1971) Twenty-four hour pattern of the episodic secretion of cortisol in normal subjects. J Clin Endocrinol 33:14

Weitzman ED, Czeisler CA, Zimmerman JC, Ronda JM, Knauer RS (1981) Chronobiological disorders: analytic and therapeutic techniques. In: Guilleminault C (ed) Disorders of sleeping and waking: Indications and techniques. Addison-Wesley, Menlo Park, CA

Weitzman ED, Moline ML, Czeisler CA, Zimmerman JC (1982) Chronobiology of aging: Temperature, sleep-wake rhythms and entrainment. Neurobiol Aging 3:299–309

Weitzman ED, Zimmerman JC, Czeisler CA, Ronda J (1983) Cortisol secretion is inhibited during sleep in normal mn. J Clin Endocrinol Metab 56:352

Wetterberg L, Beck-Friis J, Aperia B, Petterson U (1979) Melatonin/Cortisol ratio in depression. Lancet II:1361

Wetterberg L, Aperia B, Beck-Friis J (1981) Pineal-hypothalamic-pituitary function in patients with depressive illness. In: Fuxe K, Gustafsson JA, Wetterberg L (eds) Steroid hormone regulation of the brain. Pergamon, Oxford, pp 397–403

Wetterberg L, Aperia B, Beck-Friis J et al. (1982) Melatonin and cortisol levels in psychiatric illness. Lancet II (8289):100

Wever A (1979) The circadian system of man. Results of experiments under temporal isolation. Springer, New York

Wever R (1970) Strenght of a light-dark cycle as a Zeitgeber for circadian rhythms in man. Pflügers Arch Ges Physiol 321:133–142

Wever RA (1982) In: Brown FM, Graeber RC (eds) Rhythmic aspects of behavior. Erlbaum, Hillsdale, N.J., pp 105–171

Wever RA (1984) Sex differences in human circadian rhythms: Intrinsic periods and sleep fractions. Experientia 40:1226–1234

Wever RA, Wildgruber CM (1985) Circadian aspects of vigilance. In: Koeller WP, Rüther E, Schulz H (eds) Sleep 84. G. Fischer, Stuttgart, pp 119–121

Wever RA, Polasek J, Wildgruber CM (1983) Bright light affects human circadian rhythms. Pflügers Arch 396:85–87

Wiegand M, Berger M, Zulley J, Lauer C, Zerssen D von (1987) The influence of daytime aps on the therapeutic effect of sleep deprivation. Biol Psychiatry 22:389–392

Wilkinson M, Joshi M, Werstiuk ES, Seggie J (1987) Lithium and rhythms of beta-adrenergig (3H) CGP-12177. Binding in intact rat retina, pineal gland, and hypothalamus. Biol Psychiatry 22:1191–1200

Winget CM (1974) Biorhythms and space experiments with nonhuman primates. In: Winget CM (ed) The use of nonhuman primates in space. NASA Conference Publication 005, Moffet Field, CA (NASA 165–170)

Wirz-Justice A (1985) Seasonal affective disorder and its treatment with light: World Congress of Biological Psychiatry; Philadelphia (abstr.)

Wirz-Justice A (1986) Light therpy for depression: present status, problems and perspectives. Psychopathology 19 (2):136–141

Wirz-Justice A, Arendt J (1979) Diurnal menstrual cycle and seasonal indole rhythms in man and their modification. In: Obiols J, Ballus G, Gonzales-Monclus E (eds) Biological psychiatry today. Elsevier, Amsterdam

Wirz-Justice A, Richter J (1979) Seasonality in biochemical determinations: a source of variance and a clue to the temporal incidence of affective illness. Psychiatry Res 1:53–60

Wirz-Justice A, Wever RA, Aschoff J (1984) Seasonality in freerunning circadian rhythms in man. Naturwissenschaften 71:316–319

Wirz-Justice A, Buchel A, Woggon B (1986a) How much light is antidepressant. Psychiatry Res 17:75–77

Wirz-Justice A, Bucheli C, Graw P, Kielholz P, Fisch HU, Woggon B (1986b) Light treatment of seasonal affective disorder in Switzerland. Acta Psychiatr Scand 74:193–204

Wirz-Justice A, Schmid AC, Graw P et al. (1987) Dose relationships of morning bright white light in seasonal affective disorders (SAD). Experientia 43:574–576

Wittgenstein L (1921) Tractatus logico-philosophicus

Wurtman RJ (1975) Effects of light on man and other mammals. Sci Am 233:68–77

Wurtman RJ, Baum MJ, Potts JT (1985) The medical and biological effects of light. Ann NY Acad Sci 453:1–405

Yerevanian BI, Anderson JL, Grota LJ, Bray M (1986) Effects of bright incandescent light on seasonal and nonseasonal major depressive disorder. Psychiatry Res 18:355–364

Yoshimura H (1973) Review of medical researches at the Japanese station (Syowa base) in the Antarctiv. In: Edholm OG, Gunderson EKE (eds) Polar human biology. William Heinemann, London, pp 54–65

Zinn JG (1759) On the sleep of plants. Hamburgisches Magazin 22:40–50

Glossar

AD-Test: Durchstreichtest, psychologisches Testverfahren zur Reaktionszeit-, Fehler- und Geschwindigkeitsmessung

Affektarmut: Verminderte Affizierbarkeit, bei fortschreitenden Störungen als Affektverarmung (-abstumpfung, -verflachung) bezeichnet

Affektdissoziation: Affekte passen nicht in einer, dem Gesunden natürlich erscheinenden, Weise zum Inhalt des gegenwärtigen Erlebens (Synonym: inadäquates affektives Reagieren, Parathymie)

Affektinkontinenz: überschießende Gefühlsreaktion

Affizierbarkeit: Ausdrucksfähigkeit von Lust, Unlust, Gefühlen und Affekten

Akrophase: Begriff aus der Chronobiologie zur Beschreibung des Maximums einer Amplitude

akut exogener Reaktionstyp: akut körperlich begründbare Störungen, sowohl mit Bewußtseinsbeeinträchtigungen als auch ohne Bewußtseinsstörungen

Alpha-Welle: Alpha-Rhythmus: rasche EEG-Wellen bei entspannter Aufmerksamkeit

Arousal: Aktivierung durch plötzliche, überschwellige Reize

Aufmerksamkeitstest: siehe AD-Test

Bathyphase: Begriff aus der Chronobiologie zur Beschreibung des Minimums einer Amplitude

Befindlichkeitsskala nach von Zerssen: Selbst-Rating-Skala

Benton-Test: grober psychologischer Test zur Messung organischer Beeinträchtigung

biologischer Rhythmus: direkte Konsequenz der periodischen Umgebung

Biorhythmusstörungen: Störung der körperlichen Rhythmen wie Schlaf-Wach-Rhythmus, Tagesbefindlichkeitsveränderungen, Aktivität-Ruhe, Appetit, etc.

bipolar: beiderseitige Ausprägung des Manisch-Depressiven Krankseins, sowohl manische als auch depressive Phasen sind vorhanden

chronopharmakologisch: zeitliche Einteilung der Tagesdosis nach biologischen Gesichtspunkten, angepaßt an die biologische innere Uhr

CFF: Critical Flicker Fusion = Flimmerverschmelzungsfrequenz

Cosinoranalyse: statistisches Verfahren zur Messung von 24-Stunden-Daten in der Chronobiologie, sofern angenommen wird, daß ein Sinusrhythmus vorliegt

Dämmerschlaf: leichtes Schlafstadium zwischen Wachen und Schlafen („Dösen”), Begriff der Schlafarchitektur (Polysomnographieanalyse)

delirante Zustände: Bewußtseinstrübung mit Desorientiertheit, illusionärer Verkennung der Umgebung bei herabgesetztem Auffassungsvermögen

Delta-Schlafstadium: tiefes Schlafstadium oder Schlafstadium IV, Begriff der Schlafarchitektur (Polysomnographieanalyse)

Delta-Welle: Delta-Rhythmus; langsame EEG-Welle

Demenz: Verblödung, im späteren Leben erworbene, bleibende Geistesschwäche

Diskordanz: keine Übereinstimmung z.B. von Merkmalen

DSPI: delayed sleep phase insomnia: Erkrankung des Zu-Spät-Einschlafen-Könnens, Phasenerkrankung

Durchstreichtest: siehe AD-Test

Dysmenorrhoe: schmerzhafte Regelblutung, Ursachen mannigfaltig, vor allem Infantilismus, Lageveränderung des Uterus, Spasmen des Zervikalkanals

dysphorisch: Stimmungsqualität der reizbaren Mißgestimmtheit, findet im gereizten Reagieren seinen Ausdruck

Einschlaflatenz: Begriff aus der polysomnographischen Auswertung im Schlaflabor, Zeitstrecken des Im-Bett-Seins bis zum Einschlafen

Elan vitale: psychische Kraft, die allen Funktionen als allgemeinste Voraussetzung zugrundeliegt

EMG: Elektromyogramm

endogen: „von innen heraus” entstehend

endogenomorph-gehemmte Depression: Verminderung der nach außen gerichteten Spontan- und Reaktionsenergie, gedrückte Grundgestimmtheit, negative Tönung der Vitalgefühle, Biorhythmusstörungen

endogenomorph-manisches Syndrom: Tatendrang, positive Grundgestimmtheit, Schlafverkürzung, leicht angehobener Blutdruck, Herzfrequenz, Körpertemperatur, erhöhte Genußfähigkeit

endomorph-zyklothymes Achsensyndrom: abgesetztes Auftreten von Störungen des Antriebes, der Befindlichkeit (Grundgestimmtheit, Lust-/Unlusttönung des Erlebens, Vitalgefühle) und der Affizierbarkeit zusammen mit Veränderungen von Biorhythmen

Epiphyse: (Pinealdrüse, Zirbeldrüse) Hirnanhangsdrüse, bei Descartes Sitz der Seele, drittes Auge in der Evolution, Haupthormon, das bis jetzt identifiziert wurde: Melatonin

Etappenschlaf: Schlaf, der in Etappen abläuft, vom häufigen Aufwachen unterbrochen ist

euthym: Stimmungslage befindet sich im Normbereich

exogen: „von außen” hinzugeführt

Feinmotoriktest: psychologisches Testverfahren zur Erfassung der Psychomotorik

Flimmerverschmelzung: psychologisches Testverfahren zur Erfassung der Aufmerksamkeit und Vigilanz (CFF)

Frankfurter Beschwerdefragebogen: Selbstratingskala

Freilauf: chronobiologischer Begriff, man spricht immer dann von Freilauf, wenn keine äußeren „Zeitgeber" auf ein biologisches System einwirken; wird in isolierten Kammern gemessen
Freilaufrhythmen: Körperrhythmen ohne äußere Zeitgeber

Gießen-Test: psychologischer Test
Glandula pinealis: siehe Epiphyse

Halluzination: Trugwahrnehmung ohne gleichzeitigen Außenreiz
Hamilton-Depressionsskala: Fremdbeurteilungsskala zur Depressionsschwere-gradmessung
Homöostase: normales Gleichgewicht des Körpers, wie es in der Konstanz des inneren Milieus (Blut-pH, Blutdruck, Körpertemperatur, usw.) zum Ausdruck kommt
Hypersomnie: gesteigertes Schlafbedürfnis, verlängerte Schlafzeit
Hypervigilität: Störung der Fähigkeit, die Aufmerksamkeit rasch oder langsam einem neuen Reiz zuzuwenden
hypomanisch: leichte Form der Manie (heiterer Erregungszustand, Selbstüberschätzung mit Enthemmung der Persönlichkeit, gesteigerte Motorik, Ideenflucht)
Hypotenazität: Störung der Fähigkeit, die Aufmerksamkeit über eine gewisse Zeitstrecke mit gleichbleibender Intensität auf einen Gegenstand oder Vorgang gerichtet zu halten

infradian: chronobiologischer Begriff, biologische Rhythmen, die in ihrer Frequenz länger als 24 Stunden dauern
IL: Intensive Lichtbehandlung, medizinische Lichttherapie, die definitionsgemäß über 1.500 Lux liegt
Ishihara-Tafeln: Testverfahren, das angeborene Farbsinnstörungen (Rot-Grün Blindheit, etc.) aufdeckt

Jet-lag: Krankheitsbild, das nach einem Langstreckenflug mit 12-Zeitzonensprüngen unbedingt auftritt und durch Schlaflosigkeit, Herabsetzung der Aufmerksamkeit, Konzentrationsstörung, dysphorischer oder depressiver Stimmung, Magenbeschwerden, Durchfall oder Obstipation u.ä. gekennzeichnet ist

Kosinoranalyse: siehe Cosinoranalyse

Line-Test: 100-mm Test zur Schweregradmessung von Befindlichkeitsstörungen oder anderen Symptomen, je nach Vorgabe der Fragestellung

manisch: Phase der manisch-depressiven Erkrankung, heiterer Erregungszustand, Selbstüberschätzung mit Enthemmung der Persönlichkeit, gesteigerte Motorik
Major Depressive Disorder: Manisch Depressives Kranksein

Major-Tranquilizer: Neuroleptika

Man-Whitney U-Test: statistisches Testverfahren

Melatonin: einziges identifiziertes Hormon der Zirbeldrüse, Stoffwechselprodukt des Serotoninstoffwechsels

Mesorwert: Mittelwertkurve einer Stinusschwingung

Mischzustände: simultan kontradiktorisch oder wechselnde Antriebs-Stimmungslage

Monoamine: wichtige Bausteine der Neurotransmission

Multioszillatorsystem: chronobiologischer Begriff, wo mindestens zwei Oszillatoren zusammenspielen

multipler-Wilcoxon-Test: statistisches Testverfahren

neurasthenisch-ängstliches Syndrom: Angstzustände liegen kombiniert mit vegetativen Störungen vor

Noopsyche: verstandesmäßige, „intellektuelle" Seite der höheren Nerventätigkeit des Menschen

nootrop: leistungsverbessernd

Nosologie: Lehre von den Krankheiten

nosologisch: ursachenspezifisch

Nullhypothese: Annahme der Hypothese ist, daß kein Unterschied besteht, diese Annahme ist immer die wahrscheinlichste

Organizität: Begriff der Psychopathologie, der ein organisches Korrelat (Substratbeteiligung) auslöst

Oszillatoren: Schwingungsauslöser, z.B. Hypothalamus löst Hormonschwingungen aus

Parasomnie: spezielle Gruppe von Schlafstörungen, z.B. Somnambulismus, Enuresis, Bruxismus

perseverieren: das Denkziel wird oft nur mühsam, auf vielen Umwegen und mit zahlreichen Wiederholungen erreicht oder geht im Laufe des Denkvorganges gänzlich verloren, der Patient kann „nicht zur Sache kommen"

Pharmako-EEG: EEG zur Analyse pharmakologischer Wirkungen von Medikamenten, die gehirngängig sind, nach den erzielten Ergebnissen können verschiedene Med.gruppen unterschieden werden, wie z.B. Nootropika, Epileptika, Antidepressiva, etc.

Photoperiode: Periode, die biologisch aktives Licht enthält als biologisch aktives Agens

Photosynthese: Begriff, der die Assimilation der Pflanzen beschreibt, übertragbar auch auf andere biologische Vorgänge, die durch Licht ausgelöst werden

Phototherapie: Therapieform, die biologisch aktives Licht als Agens verwendet

Polysomnographie: Ganznacht-EEG-Verfahren zur Beurteilung der Schlafarchitektur

prädelirant: Durchgangssyndrom zu einem Delirium

präsuizidales Syndrom: beschreibt die Endstrecke vor einer Selbstmordhandlung, die durch Überhandnehmen von als nicht zu meisternd erlebten Lebensumständen, gegen die eigene Person gerichtete Aggression, Flucht aus der Realität, Selbstmordphantasien geprägt ist

Primary Affective Disorder: DSM III R Definition der affektiven Erkrankung

PSE: partieller Schlafentzug

Psychomotorik: beschreibt die motorische Mitbewegung der Affektivität (Mimik)

RDC: Research Diagnostic Criteria, Klassifikationsschema

REM: Rapid Eye Movement, paradoxer Schlaf, Schlafstadium, das durch häufige Traumtätigkeit Muskelanspannung und raschen Augenbewegungen gekennzeichnet ist

REM-Latenz: Zeit bis zum Auftreten der ersten REM-Phase nach dem Einschlafen

REM-Schlaf: paradoxer Schlaf

rezidivierend: psychopathologischer Begriff für wiederkehrend

S1-Schlaf: Begriff aus der Schlafarchitektur, Dämmerschlaf

S2-Schlaf: Begriff aus der Schlafarchitektur, leichtes Schlafstadium

S3-Schlaf: Begriff aus der Schlafarchitektur, mittlere Schlaftiefe

S4-Schlaf: Begriff aus der Schlafarchitektur, Deltaschlaf oder slow-wave-sleep, Tiefschlaf

Schlafentzug: Therapiemethode zur antidepressiven Therapie

Schlaffragebogen: subjektiver Test zur Erhebung der Selbsteinschätzung der Schlaf- und Aufwachqualität

Schlaflatenz: Zeit, die jemand vom Zeitpunkt des Zubettgehens bis zum Eintritt des Einschlafens verbringt

Schrittmacher: chronobiologischer Begriff, der den Ausgangspunkt eines Oszillators bezeichnet

Seasonal Affective Disorder: Begriff der jahreszeitlich gebundene depressive Krankheitsbilder beschreibt, wobei das häufigste Krankheitsbild die sogenannte Winterdepression ist

So-REM: Begriff aus der Schlafarchitektur, Short-REM bezeichnet eine verkürzte REM-Latenz (z.B. häufig bei depressiven Patienten)

Student-T-Test: statistisches Testverfahren

Supersensitivität: Überempfindlichkeit einer biologischen Einheit

suprachiasmatischer Nukleus: Kerngebiet oberhalb des Chiasma opticum, Schrittmacher im Gehirn, weitere Schrittmacher müssen vorhanden sein, sind jedoch noch nicht lokalisiert

syndromatologisch: Zusammenfassung von Symptomen, die ein typisches Krankheitsbild beschreiben, jedoch keine Ursache

Tagesgang: Begriff der Chronobiologie, die Beschreibung von 24 h Meßwerten

Theta-Welle: langsame EEG-Welle

Thymopsyche: emotioneller Erlebnisteil der Psyche

triggern: auslösen
TSP: total sleep period

ultradiane Perioden: chronobiologischer Begriff, beschreibt Perioden, deren Periodendauer eine Frequenz von 24 h unterschreitet, z.B. der Herzschlag, Atemfrequenz, Hormonzyklen, etc.
unipolar: einseitige, in die depressive Seite gehende Ausprägung des MDK, fehlende manische Ausprägung

Vigilanz: durch unwillkürliche zentralnervöse Vorgänge determiniertes Niveau der Aufmerksamkeitsleistung
Vigilität: Fähigkeit, die Aufmerksamkeit rasch oder langsam einem neuen Reiz zuzuwenden
visuelle Analogskala: siehe Line-Test

Wahn: eine für Gesunde unverständliche irrige Überzeugung, an der trotz aller logischen Einwände festgehalten wird, die nicht unterdrückbar ist, und die der Erkrankte häufig durchzusetzen versucht
Wiener Reaktionszeit-Apparat: psychologisches Testverfahren zur Messung der Reaktionszeit
Wilcoxon-Test: statistisches Testverfahren
Winterdepression: siehe Seasonal Affective Disorder

Zahlengedächtnistest: psychologisches Testverfahren
Zeitgeber: Generator biologischer Rhythmen
Zirbeldrüse: siehe Epiphyse
Zirkaannualrhythmus: chronobiologischer Begriff, der einen Rhythmus beschreibt, der ca. ein Jahr in seiner Frequenz dauert
zirkadian: chronobiologischer Begriff, der Rhythmen beschreibt, die ca. einen Tag dauern (ca.: ungefähr, dian = dies: der Tag)
zirkadiane Rhythmen: die Funktion besteht darin, die Zeit zu messen
Zyklothymie: normalpsychologischer Temperamentskreis, für den die manisch-depressiven Gemütskrankheiten der krankhafte Repräsentant sind, als leichteste Form der manisch-depressiven Erkrankung